Sunita Dahiya
Rajiv Dahiya

Tecnologia de nanocristais: Da concetualização à comercialização

Sunita Dahiya
Rajiv Dahiya

Tecnologia de nanocristais: Da concetualização à comercialização

Tecnologia de nanocristais

ScienciaScripts

Imprint

Any brand names and product names mentioned in this book are subject to trademark, brand or patent protection and are trademarks or registered trademarks of their respective holders. The use of brand names, product names, common names, trade names, product descriptions etc. even without a particular marking in this work is in no way to be construed to mean that such names may be regarded as unrestricted in respect of trademark and brand protection legislation and could thus be used by anyone.

Cover image: www.ingimage.com

This book is a translation from the original published under ISBN 978-3-659-85967-0.

Publisher:
Sciencia Scripts
is a trademark of
Dodo Books Indian Ocean Ltd. and OmniScriptum S.R.L publishing group

120 High Road, East Finchley, London, N2 9ED, United Kingdom
Str. Armeneasca 28/1, office 1, Chisinau MD-2012, Republic of Moldova, Europe
Printed at: see last page
ISBN: 978-620-8-32776-7

ÍNDICE

RESUMO: O número crescente de fármacos pouco solúveis exige abordagens de formulação inovadoras para atingir uma biodisponibilidade suficientemente elevada após administração oral ou, pelo menos, para disponibilizar formas injectáveis por via intravenosa. Há uma série de abordagens clássicas de formulação que têm um sucesso limitado, como claramente demonstrado pelo número relativamente baixo de produtos no mercado baseados em tais tecnologias. Nos últimos anos, a tecnologia de nanopartículas surgiu como uma estratégia para resolver esses problemas de formulação associados a fármacos pouco solúveis em água. A redução da partícula do fármaco à escala nanométrica aumenta a velocidade de dissolução e a solubilidade de saturação, e esta mudança de materiais para a nanodimensão altera drasticamente as suas propriedades físicas, conduzindo assim a um melhor desempenho do fármaco in vivo. Entre as várias abordagens nanotecnológicas, os nanocristais surgiram como uma das tecnologias potenciais para ultrapassar este problema. Este capítulo descreve as abordagens farmacêuticas básicas para ultrapassar o problema da fraca solubilidade dos candidatos a fármacos, com uma visão geral especial sobre a tecnologia dos nanocristais e as questões relacionadas com a sua comercialização, tendo em conta as suas propriedades, as tecnologias de produção de méritos atualmente disponíveis, as aplicações na administração de fármacos e os produtos de nanocristais disponíveis comercialmente ou em preparação.

CAPÍTULO 1

Introdução

1.1. Solubilidade - um fator determinante da biodisponibilidade

Juntamente com a permeabilidade, o comportamento da solubilidade de um fármaco é um fator determinante da sua biodisponibilidade oral. Sempre houve certos fármacos para os quais a solubilidade representou um desafio para o desenvolvimento de uma formulação adequada para administração oral. Exemplos como a griseofulvina, a digoxina, a fenitoína, o sulfatiazol e o cloranfenicol vêm imediatamente à mente. Com o recente advento do rastreio de elevado rendimento de potenciais agentes terapêuticos, o número de candidatos a fármacos pouco solúveis aumentou acentuadamente e a formulação de compostos pouco solúveis para administração oral representa atualmente um dos maiores e mais frequentes desafios para os cientistas de formulações da indústria farmacêutica. A consideração da equação modificada dada por Noyes e Whitney (1897) fornece algumas pistas sobre como a taxa de dissolução de compostos pouco solúveis pode ser melhorada para minimizar as limitações à disponibilidade oral:

$$dc/dt = AD\,(Cs - C)\,/\,h \qquad (1.1)$$

em que dc/dt é a velocidade de dissolução,

A é a área de superfície disponível para dissolução,

D é o coeficiente de difusão do composto,

Cs é a solubilidade do composto no meio de dissolução,

C é a concentração do fármaco no meio no momento t e

h é a espessura da camada limite de difusão adjacente à superfície do composto em dissolução.

De acordo com esta análise, as principais possibilidades de melhorar a dissolução consistem em aumentar a área de superfície disponível para a dissolução através da diminuição da dimensão das partículas do composto sólido e/ou da otimização das caraterísticas de humidificação da superfície do composto, diminuir a espessura da camada limite, assegurar condições de dissolução e, por último, mas não menos importante, melhorar a solubilidade aparente do fármaco em condições fisiologicamente relevantes. Destas possibilidades, as alterações na hidrodinâmica são difíceis de invocar in vivo e a manutenção das condições de dissolução dependerá do grau de permeabilidade da mucosa gastrointestinal ao composto, bem como da composição e do volume dos fluidos lumínicos. Embora alguns esforços de investigação tenham sido direcionados para o aumento da permeabilidade utilizando excipientes adequados, os resultados até à data não têm sido particularmente encorajadores. A administração do medicamento no estado alimentado pode ser uma opção para melhorar a taxa de dissolução e também para aumentar o tempo disponível para a dissolução; a magnitude provável do efeito alimentar pode ser prevista a partir de testes de dissolução em meios biorelevantes por Galia et al (1998). No entanto, a opção mais atractiva para aumentar a taxa de libertação é a melhoria da solubilidade através de abordagens de formulação.

Entre as abordagens físicas, já foram publicados artigos de revisão sobre o uso de polimorfos por Henck et al (1997), a forma amorfa do fármaco por Hancock e Zografi (1997) e a complexação por Horter e Dressman (2001); Loftsson e Brewster (1996). A diminuição do tamanho das partículas do composto através da moagem do pó do fármaco resulta, teoricamente, num aumento da área disponível para dissolução, mas, em alguns casos, o pó micronizado tende a aglomerar-se, o que anula, pelo menos em parte, o procedimento de moagem. A utilização de pó muito fino em formas de dosagem pode também ser problemática devido a dificuldades de manuseamento e a uma fraca molhabilidade. A apresentação do composto sob a forma de dispersão molecular combina as vantagens de um aumento local da solubilidade (no interior da solução sólida) e da maximização da área de superfície do composto que entra em contacto com o meio de dissolução à medida que o veículo se dissolve. Entre as abordagens químicas, a formação de sais não é viável para compostos neutros e a síntese de formas salinas adequadas de fármacos que são fracamente ácidos ou fracamente básicos pode muitas vezes não ser prática. Mesmo quando os sais podem ser preparados e o aumento da taxa de dissolução no trato gastrointestinal pode não ser alcançado em muitos casos devido à conversão dos sais em agregados das respectivas formas ácidas ou básicas. A solubilização dos fármacos em solventes orgânicos ou em meios aquosos através da utilização de tensioactivos e co-solventes conduz a formulações líquidas que são normalmente indesejáveis do ponto de vista da aceitabilidade pelos doentes e da comercialização. Embora a redução do tamanho das partículas seja habitualmente utilizada para aumentar a taxa de dissolução, existe um limite prático para a quantidade de redução de tamanho que pode ser alcançada através de métodos vulgarmente utilizados, como a trituração e moagem convencionais, a moagem de bolas, a micronização por energia de fluidos, a precipitação controlada por alteração dos solventes ou da temperatura, a administração de soluções líquidas a partir das quais, após diluição com fluidos gástricos, o fármaco dissolvido pode precipitar em partículas muito finas, a administração de sais hidrossolúveis de compostos pouco solúveis a partir dos quais as formas neutras originais podem precipitar em formas ultrafinas em fluidos gastrointestinais.

1.2.   Baixa solubilidade: Um grande desafio para a administração de medicamentos

A elevada hidrofobicidade e a hidrossolubilidade intrinsecamente baixa são caraterísticas cada vez mais comuns dos sucessos, das pistas, dos candidatos ao desenvolvimento e, em última análise, dos medicamentos comercializados. Foram avançadas muitas hipóteses para explicar o aparecimento destas tendências, e a verdadeira explicação é claramente multifacetada. A aplicação da química combinatória para gerar grandes bibliotecas químicas e a aplicação comum de modalidades de rastreio de elevado rendimento, muitas vezes em meios não aquosos (ou em meios mistos de solventes), desempenharam provavelmente um papel importante. O desejo de aumentar a potência, associado à constatação de que a ligação aos receptores é mediada, pelo menos em parte, por interações hidrofóbicas, aumenta ainda mais a probabilidade de os candidatos a fármacos terem uma solubilidade aquosa limitada. Por último, a procura de alvos de fármacos sem precedentes, alguns dos quais associados a vias de sinalização intracelular, arquitetura de processamento de lípidos ou ligandos endógenos altamente lipofílicos, apenas amplifica a necessidade de candidatos a fármacos altamente lipofílicos e pouco solúveis em água para acederem ao alvo e interagirem com ele. Estes factores acabam por influenciar a identificação de "sucessos" pouco solúveis em água durante os primeiros rastreios de medicamentos. A fraca solubilidade em água é um fator de risco significativo na baixa absorção oral porque as moléculas de fármacos têm, na maioria dos casos, de estar em solução para serem absorvidas e a biodisponibilidade oral é normalmente uma caraterística exigida num perfil de produto-alvo de um medicamento administrado por via oral. Como tal, as estratégias de química medicinal durante a otimização dos fármacos principais procuram normalmente modificar as propriedades físico-químicas (incluindo a solubilidade) de modo a que os fármacos principais tenham caraterísticas mais desenvolvidas. Muitas portas de decisão, ou painéis de caracteres idealizados, são utilizados para identificar e rejeitar candidatos a medicamentos com propriedades de desenvolvimento inadequadas e, subsequentemente, para modificar sinteticamente as estruturas para melhorar as caraterísticas físico-químicas. Talvez a mais conhecida seja a "regra dos 5" de Chris Lipinski (Lipinski et al., 1997), mas existem muitas outras. No entanto, em todos os casos, a solubilidade em água, pelo menos moderada, é normalmente um objetivo. No entanto, mesmo com os programas contemporâneos de química medicinal e as estratégias de otimização de fármacos cada vez mais sofisticadas, é evidente que, para alguns alvos, a redução da lipofilicidade e o aumento da hidrossolubilidade resultarão numa redução inaceitável da potência.

Apesar das tentativas de contornar os problemas de solubilidade, cerca de 40% dos medicamentos atualmente comercializados e até 75% dos compostos atualmente em desenvolvimento são considerados pouco solúveis em água. Além disso, os problemas de baixa solubilidade em água não parecem estar a diminuir e podem mesmo estar a aumentar. Por conseguinte, a baixa solubilidade em água continua a ser um desafio para o êxito do desenvolvimento de medicamentos. Embora a baixa solubilidade em água dos candidatos a fármacos apresente desafios variados e significativos ao longo da descoberta e desenvolvimento de fármacos, a maior preocupação é geralmente o risco de absorção reduzida e variável após a administração oral. É difícil determinar de forma definitiva o valor a partir do qual a solubilidade limitada começa a ter impacto na absorção, uma vez que depende de uma série de outras variáveis do sistema, incluindo a permeação do fármaco, a dose e o ambiente presente no trato gastrointestinal (GI).

Na ausência de supersaturação, a concentração máxima que pode ser atingida na superfície de uma membrana absorvente é equivalente à solubilidade de equilíbrio (Cs) do fármaco e, por conseguinte, o fluxo máximo (por unidade de área) (F') é o produto da solubilidade e da permeabilidade:

$$F' = P.C_s \qquad (1.2)$$

A apreciação desta relação ilustra que o conhecimento da solubilidade por si só é insuficiente para prever se a solubilidade limitará o fluxo (ou a absorção), uma vez que o fluxo é também uma função da permeabilidade. Por conseguinte, até certo ponto, uma solubilidade baixa pode ser compensada por uma permeabilidade elevada; do mesmo modo, se a permeabilidade for baixa, os requisitos de solubilidade para gerar um fluxo adequado aumentam. Uma abordagem bem reconhecida aplicada no início da descoberta de medicamentos para estimar a solubilidade e a permeabilidade necessárias para obter uma boa absorção oral é o conceito de dose máxima absorvível (DMA), originalmente derivado por Johnson e Swindell (1996) e posteriormente aplicado por Curatolo (1998) e Lipinski (2000):

$$MAD = C_s \times kabs \times SIWV \times SITT \qquad (1.3)$$

em que Cs é a solubilidade (mg/ml) a pH 6.5 (que representa o pH do intestino delgado); kabs é a constante de velocidade (h^{-1}) para a absorção intestinal (que está relacionada com a permeabilidade); SIWV é o volume de água do intestino delgado (em mililitros), que é normalmente assumido como sendo de 250 ml (o volume de fluido que se assume estar presente no trato gastrointestinal em jejum após a ingestão de um copo de água quando se toma um medicamento por via oral); e SITT é o tempo de trânsito do intestino delgado (min) de 270 min (4,5 h). O rearranjo desta relação fornece uma expressão para a solubilidade necessária ou alvo para uma determinada dose e kabs (ou permeabilidade) e fornece uma indicação inicial sobre se a solubilidade é suscetível de limitar a absorção oral.

Este conceito é apresentado graficamente na Fig. 1, cujos dados foram retirados de uma revisão seminal que mostra a solubilidade teórica necessária para proporcionar uma boa absorção oral de fármacos com doses projectadas que variam entre 0,1 e 10 mg/kg e permeabilidades que variam de baixas a elevadas. Num extremo do espetro, os fármacos altamente potentes, para os quais a dose é baixa e a permeabilidade da membrana é elevada, têm requisitos de solubilidade relativamente baixos para obter uma boa absorção oral. No outro extremo, os fármacos de baixa potência, para os quais a dose é elevada e a permeabilidade é baixa, necessitam de uma solubilidade consideravelmente mais elevada para uma boa absorção oral (por várias ordens de grandeza neste exemplo). Esta abordagem também indica que, quando as solubilidades aquosas são de 50 mg/ml, podem ser antecipados problemas associados à baixa solubilidade em água. É claro, no entanto, que a solubilidade necessária para suportar a absorção do fármaco deve ser avaliada à luz da potência (ou dose) e das caraterísticas de permeabilidade. Também é evidente que, nas fases da via de desenvolvimento, em particular durante os ensaios de toxicidade pré-clínica, será necessária uma exposição a doses consideravelmente superiores à dose clínica prevista, o que aumenta a necessidade de apoio à solubilidade (Hywell et al, 2013).

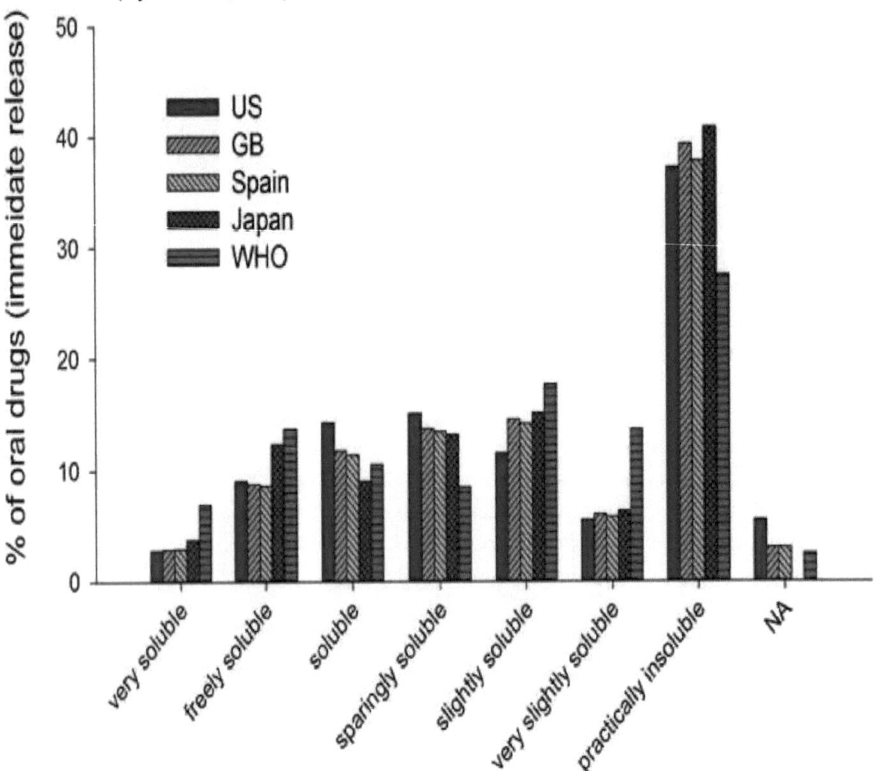

Fig. 1. Comparação da distribuição de solubilidades para os 200 principais medicamentos orais nos Estados Unidos (EUA), Grã-Bretanha (GB), Espanha e Japão e do mundo

Lista de Medicamentos Essenciais da Organização Mundial de Saúde (OMS). Fármacos muito solúveis: mais de 1000 mg/ml; fármacos livremente solúveis: 100-1000 mg/ml; fármacos solúveis: 33-100 mg/ml; fármacos pouco solúveis: 10-33 mg/ml; fármacos pouco solúveis: 1-10 mg/ml; fármacos muito pouco solúveis: 0,1-1 mg/ml; fármacos praticamente insolúveis:,0,1 mg/ml. Adaptado de Takagi et al. (2006).

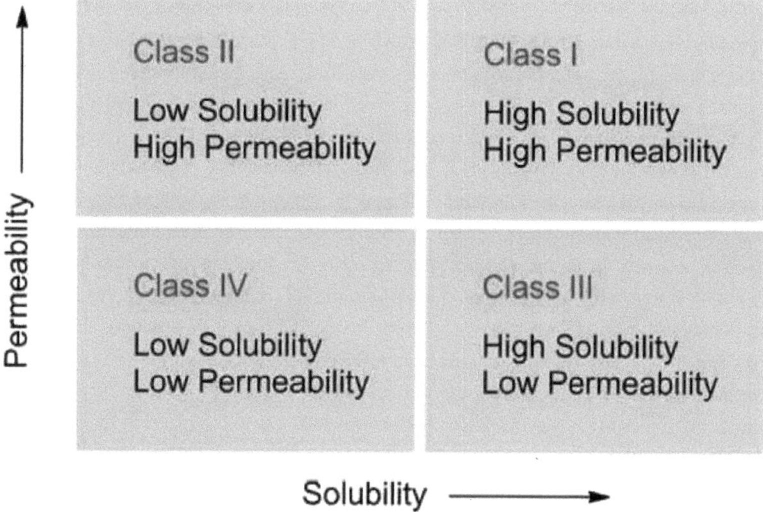

Fig.2. Representação esquemática da BCS, que classifica os fármacos de acordo com as suas propriedades de permeabilidade e solubilidade.

Uma aplicação significativa da relação solubilidade-permeabilidade à absorção oral de fármacos é o Sistema de Classificação Biofarmacêutica (BCS) (Fig. 2), originalmente desenvolvido por Amidon et al. (1995), com variações subsequentes por outros (Wu e Benet, 2005; Butler e Dressman, 2010; Chen et al., 2011). Os princípios da BCS estão bem descritos na literatura (Amidon et al., 1995; Yu et al., 2002; Dahan et al., 2009), mas, em resumo, a BCS permite a classificação de moléculas de fármacos em função das suas propriedades de solubilidade e permeabilidade. Proposto originalmente para fornecer uma base científica para os regulamentos biológicos baseados numa correlação entre a dissolução do fármaco in vitro e a absorção do fármaco in vivo, este sistema de classificação provou ser uma ferramenta científica potencial com uma aplicabilidade muito mais alargada em muitas áreas da descoberta e desenvolvimento de fármacos. De acordo com o BCS, as moléculas da classe I são as que têm uma elevada solubilidade e uma elevada

Os compostos da classe II são aqueles que têm baixa solubilidade e alta permeabilidade (em que a solubilidade é a principal limitação à absorção); os compostos da classe III têm alta solubilidade, mas baixa permeabilidade (em que a absorção é limitada pela permeação da membrana e não pela solubilidade); e os compostos da classe IV são aqueles em que tanto a baixa solubilidade como a baixa permeabilidade limitam a absorção do fármaco. A presente análise centra-se, por conseguinte, nos compostos da classe II da BCS, que apresentam frequentemente uma absorção limitada pela solubilidade. Os compostos da classe IV também são relevantes, embora tenham problemas adicionais associados à baixa permeabilidade. A dose do fármaco é também um fator importante na BCS porque os fármacos altamente solúveis são definidos como aqueles em que a dose mais elevada se dissolve em 250 ml no intervalo de pH do trato gastrointestinal (ou seja, pH 1-6,8). Tal como acontece com a DAM, os cálculos da dose, da solubilidade e do volume não foram concebidos para serem definitivos, mas para ilustrar que os compostos de baixa dosagem, como a digoxina, podem ter uma boa absorção e biodisponibilidade, mesmo quando a solubilidade GI é baixa, ao passo que a absorção de compostos de alta dosagem, como a griseofulvina, é mais frequentemente baixa, variável e altamente dependente da formulação, em resultado das suas limitações de solubilidade. De acordo com a definição de alta solubilidade do BCS, a dose mais elevada deve ser solúvel em 250 ml de água em todos os valores de pH que possam ser encontrados no trato gastrointestinal. Por conseguinte, os medicamentos podem ser classificados na classe II, apesar de terem uma boa solubilidade num dos extremos deste intervalo de pH. Por exemplo, muitos ácidos fracos têm baixa solubilidade a pH 1 e são rigorosamente classificados como compostos BCS de classe II, mas são bastante solúveis a pH intestinal (pH 6-7) e, em muitos casos, não apresentam absorção limitada pela solubilidade. A designação BCS classe II nem sempre determina que a solubilidade será uma limitação à absorção; pelo contrário, os compostos desta classe BCS têm maior probabilidade de serem limitados em termos de solubilidade do que os da classe I. De facto, uma descrição mais prática da BCS classe II pode ser a de fármacos que não têm elevada solubilidade, em vez dos que têm baixa solubilidade, uma vez que o sistema de classificação identifica especificamente os compostos que se enquadram na classe I e todos os que têm solubilidades inferiores a esta se enquadram inerentemente na classe II (ou na classe IV, se a permeabilidade também for baixa). Esta discussão ilustra que a baixa solubilidade é um conceito algo arbitrário quando se avalia a probabilidade de a solubilidade limitar a absorção do fármaco. São inevitavelmente necessários conhecimentos adicionais sobre a dose provável e a permeabilidade da membrana para colocar um valor de solubilidade num contexto adequado.

1.3.   Breve descrição das abordagens utilizadas para melhorar a solubilidade e a dissolução

As técnicas de melhoria da solubilidade podem ser classificadas em modificações físicas, modificações químicas da substância medicamentosa e outras técnicas.

Modificações físicas. Redução do tamanho das partículas, como micronização e nanosuspensão, modificação do hábito cristalino, como polimorfos, forma amorfa e cocristalização, dispersão de fármacos em suportes como misturas eutécticas, dispersões sólidas, soluções sólidas e técnicas criogénicas.

Modificações químicas. Mudança de ph, utilização de tampão, derivatização, complexação e formação de sais.

Métodos diversos. Processo de fluido supercrítico, utilização de adjuvantes como tensioactivos, solubilizadores, cosolvência, hidrotrofia e novos excipientes.

Apresenta-se de seguida uma breve descrição das abordagens utilizadas para melhorar a dissolução de medicamentos pouco solúveis.

1.3.1. Polimorfos metaestáveis

O polimorfismo em sólidos cristalinos é definido como materiais com a mesma composição química, mas com diferentes estruturas de rede e/ou diferentes conformações moleculares (Rodriguez-Spong et al., 2004). A grande maioria dos fármacos pode cristalizar-se em vários polimorfos. Cada polimorfo tem uma energia diferente, apresentando propriedades físico-químicas diferentes, como o ponto de fusão, a densidade, a solubilidade e a estabilidade. Geralmente, a solubilidade dos polimorfos metaestáveis é cineticamente mais elevada do que a de um polimorfo termodinamicamente mais estável (Blagden et al., 2007). As diferenças de solubilidade entre polimorfos foram registadas como sendo tipicamente inferiores a 2,0 vezes (Pudipeddi e Serajuddin, 2005). Embora a utilização de polimorfos metaestáveis seja uma das abordagens eficazes para aumentar a taxa de dissolução de um fármaco, as formas metaestáveis acabam por se transformar na forma termodinamicamente estável. É necessário monitorizar a transformação polimórfica durante o fabrico e o armazenamento das formas de dosagem para garantir uma biodisponibilidade reprodutível após administração oral (Zhang et al., 2004).

1.3.2. Formação de sal

Na indústria farmacêutica, a abordagem de formação de sais é normalmente utilizada para um medicamento ionizável para aumentar a solubilidade e a taxa de dissolução. Os sais são formados através da transferência de protões de um ácido para uma base. Pode formar-se uma ligação iónica estável quando o é superior a 3 (Childs et al., 2007). O sal que contém o contra-íon altera o pH na superfície de dissolução de uma partícula de sal na camada de difusão, resultando numa taxa de dissolução mais elevada dos sais em comparação com a das formas livres correspondentes (Serajuddin, 2007). De acordo com as equações de Henderson-Hasselbalch, a alteração do pH influencia fortemente a solubilidade aquosa de um fármaco ionizável (Avdeef, 2007). Em teoria, a solubilidade de um fármaco básico fraco aumenta exponencialmente com a diminuição do pH no intervalo de pH entre o seu pKa e o pHmax (pH de solubilidade máxima no perfil de pH-solubilidade). O aumento da solubilidade de saturação na superfície de dissolução contribui para uma maior taxa de dissolução por formação de sal. O celecoxib, um fármaco ácido fraco pouco solúvel em água, apresentou uma taxa de dissolução e uma biodisponibilidade oral melhoradas com uma combinação de formação de sal de Na e a utilização de um inibidor de precipitação em comparação com a forma ácida livre correspondente (Guzman et al., 2007). A solubilidade e a taxa de dissolução do sal são influenciadas pelo contra-íon que contém o sal. A solubilidade do mesilato de haloperidol foi significativamente mais elevada do que a do seu sal cloridrato numa gama de pH mais baixa (Li et al., 2005). A solubilidade aquosa de um sal de cloridrato moderadamente solúvel de um fármaco básico é por vezes reduzida em soluções que contêm iões cloreto, como os fluidos gástricos (efeitos de iões comuns). Deve ser desenvolvida uma forma de sal adequada do ponto de vista das propriedades físico-químicas e biofarmacêuticas, especialmente para fármacos pouco solúveis em água.

1.3.3. Formação de cocristais

Nos últimos anos, tem sido dada muita atenção aos cocristais para melhorar a taxa de dissolução de fármacos pouco solúveis em água. O cocristal é amplamente definido como materiais cristalinos compostos por pelo menos dois componentes diferentes (Schultheiss e Newman, 2009). O cocristal farmacêutico é normalmente composto por um API e uma molécula convidada não tóxica (formador de cocristal) numa proporção estequiométrica. Ao contrário da formação do sal, a transferência de protões entre o API e o formador de cocristal não ocorre na formação do cocristal. Em muitos casos, o IFA e o formador de cocristal necessitam de ligações de hidrogénio para formar um cocristal estável. Geralmente, o pKa é um dos indicadores fiáveis para distinguir entre sais e cocristais, e os complexos moleculares podem ser definidos como um cocristal quando o pKa é inferior a 0 (Childs et al., 2007). Quando o pKa está entre 0 e 3, podem ser sais ou cocristais ou podem conter protões cisalhados ou estados de ionização mistos que não podem ser atribuídos a nenhuma das categorias. Vários estudos demonstraram o aumento da taxa de dissolução e da biodisponibilidade oral através da formação de cocristais (Jung et al., 2010; McNamara et al., 2006).

1.3.4. Redução do tamanho das partículas

1.3.4.1. Micronização

A abordagem de redução do tamanho das partículas é amplamente utilizada para aumentar a taxa de dissolução, que aumenta proporcionalmente com o aumento da área de superfície das partículas do fármaco (Horter e Dressman, 2001). De acordo com a equação da camada limite de Prandtl, a diminuição da espessura da camada de difusão através da redução do tamanho das partículas, particularmente até <5 pm, resultaria numa dissolução acelerada (Mosharraf e Nystrom, 1995). Assim, o aumento da área de superfície e a diminuição da espessura da camada de difusão conduziriam a uma maior taxa de dissolução do fármaco. O método comum para obter partículas de fármaco micronizadas é a pulverização mecânica de partículas de fármaco maiores. A moagem a jato, a moagem de bolas e a moagem de pinos são normalmente utilizadas para a moagem a seco. Para pós sólidos, o menor tamanho de partícula que pode ser obtido por moagem convencional é de cerca de 2-3 pm. No entanto, a moagem nem sempre resulta num aumento significativo da taxa de dissolução do fármaco. Por vezes, a micronização aumenta a aglomeração das partículas do fármaco, o que pode diminuir a área de superfície disponível para a dissolução. Nesse caso, os agentes molhantes, como um tensioativo, desempenham um papel importante no aumento da área de superfície efectiva. A abordagem de micronização aumentou com êxito a biodisponibilidade de fármacos pouco solúveis em água, como a griseofulvina, a digoxina e a felodipina (Atkinson et al., 1962; Jounela et al., 1975; Scholz et al., 2002).

1.3.4.2. Nanonização

A redução do tamanho das partículas para a gama nanométrica (<1 pm) é uma abordagem moderna e atractiva para fármacos pouco solúveis em água. A redução do tamanho das partículas pode levar a um aumento da área de superfície e a uma diminuição da espessura da camada de difusão, o que pode aumentar a taxa de dissolução dos fármacos, bem como a um aumento da solubilidade de saturação, o que também é esperado através da redução do tamanho das partículas para menos de 1 pm, tal como descrito pela equação de Ostwald-Freundlich (Muller e Peters, 1998). As formulações de nanocristais são normalmente produzidas por moagem húmida com esferas, homogeneização a alta pressão ou precipitação controlada (Shegokar e Muller, 2010). O polímero hidrofílico e/ou o tensioativo são normalmente utilizados para estabilizar a suspensão de nanocristais. As partículas de fármacos nanocristalinos são dispersas em suportes inertes após um processo de secagem, como a secagem por pulverização ou a liofilização. Neste caso, as formulações de nanocristais solidificados podem ser definidas como dispersão sólida cristalina (CSD). Foram efectuados numerosos estudos que demonstram o aumento da biodisponibilidade oral de produtos farmacêuticos e neutracêuticos através de tecnologias de nanocristais (Fakes et al., 2009; Hanafy et al., 2007; Hecq et al., 2006; Jia et al., 2002, 2003; Jinno et al., 2006, 2008; Kawabata et al., 2010).

1.3.4.3. Amorfização

Os sólidos amorfos têm uma energia mais elevada do que os sólidos cristalinos. Normalmente, a solubilidade de um fármaco amorfo é superior à do fármaco cristalino correspondente. As diferenças de solubilidade entre a forma amorfa e a forma cristalina foram registadas como sendo de 1,1 a 1000 vezes (Hancock e Parks, 2000; Huang e Tong, 2004). O aumento acentuado da solubilidade saturada do fármaco amorfo pode levar a uma melhoria significativa da biodisponibilidade oral. As formulações amorfas estáveis podem ser obtidas através de técnicas de dispersão sólida. A dispersão sólida amorfa (ASD) é definida como uma distribuição de ingredientes activos em formas moleculares e amorfas rodeadas por transportadores inertes (Chiou e Riegelman, 1971). As formulações de ASD podem ser preparadas por secagem por pulverização, extrusão por fusão, liofilização e utilização de fluidos supercríticos com transportadores poliméricos e/ou tensioactivos (Vasconcelos et al., 2007). Numerosos estudos demonstraram o aumento acentuado da absorção oral (parâmetros como Cmax e AUC) por abordagens ASD em comparação com a formulação cristalina que contém o IFA a granel ou uma mistura física de IFA e transportadores. (Chen et al., 2004; Chiba et al., 1991; Dannenfelser et al., 2004; Fakes et al., 2009; Fukushima et al., 2007; He et al., 2010b; Joshi et al., 2004; Kai et al., 1996; Kennedy et al., 2008; Kohri et al., 1999; Kondo et al., 1994; Kubo et al., 2009; Kushida et al, 2002; Lakshman et al., 2008; Law et al., 2004; Liu et al., 2006; Newa et al., 2008; Onoue et al., 2010a, 2011; Sinha et al., 2010; Van Eerdenbrugh et al., 2009; Vaughn et al., 2006; Yamashita et al., 2003; Zerrouk et al., 2001; Zheng et al., 2007). No entanto, as formulações de ASD tendem a ser química e fisicamente menos estáveis do que o sólido cristalino correspondente. A transformação da forma amorfa para a forma cristalina na formulação ASD conduziria a uma redução da biodisponibilidade oral dos fármacos incorporados. Em contraste com as formulações CSD, as abordagens ASD podem ser inadequadas para fármacos amorfos com baixa estabilidade.

1.3.5. Complexação com ciclodextrina

As ciclodextrinas são oligossacáridos que contêm uma cavidade central relativamente hidrofóbica e uma superfície exterior hidrofílica (Loftsson e Brewster, 1996). As ciclodextrinas têm sido amplamente utilizadas no desenvolvimento de produtos farmacêuticos e existem atualmente mais de 10 formas de dosagem sólidas comercializadas contendo ciclodextrinas. As ciclodextrinas e os seus derivados aumentam a solubilidade aparente de fármacos pouco solúveis em água através da formação de complexos de inclusão. Numerosos estudos demonstraram o aumento da biodisponibilidade oral de fármacos pouco solúveis em água através do complexo de inclusão de ciclodextrina (Rajewski e Stella, 1996, Brewster e Loftsson, 2007).

1.3.6. Auto-emulsificação

Nos últimos anos, os sistemas de auto-emulsificação de fármacos (SEDDS) têm sido utilizados para aumentar a biodisponibilidade oral de fármacos pouco solúveis em água, especialmente de fármacos altamente lipofílicos. As formulações de auto-emulsificação são misturas isotrópicas de óleo, tensioativo, co-solvente e fármaco solubilizado (Gursoy e Benita, 2004). Estas formulações podem formar rapidamente emulsões finas de óleo em água (w/o) quando dispersas na fase aquosa sob agitação ligeira. Os SEDDS são adicionalmente classificados em sistemas de administração de fármacos por auto-microemulsificação (SMEDDS) e sistemas de administração de fármacos por auto-nanoemulsificação (SNEDDS) de acordo com a gama de tamanhos das suas gotículas de óleo (Kohli et al., 2010). Os SMEDDS formam microemulsões com um tamanho de gotícula de 100 a 250 nm. Microemulsões mais finas, com menos de 100 nm, podem ser obtidas utilizando SNEDDS. A rápida emulsificação destas formulações no trato gastrointestinal pode proporcionar uma biodisponibilidade oral melhorada e um perfil de concentração plasmática reprodutível. A dimensão das gotículas da emulsão influenciaria a extensão da absorção dos fármacos administrados por via oral.

1.3.7. Modificação do pH

A modificação do pH em formas de dosagem sólidas é considerada uma opção alternativa para um fármaco ionizável, a fim de melhorar a solubilidade e a taxa de dissolução. A alteração do pH influencia significativamente a solubilidade de saturação de um fármaco ionizável por dissociação, uma vez que a incorporação de modificadores de pH na forma de dosagem pode alterar o pH do microambiente. O microambiente é um termo utilizado para representar uma camada microscópica que envolve uma partícula sólida na qual o sólido forma uma solução saturada de água adsorvida (Stephenson et al., 2011). O pH do microambiente afectaria o desempenho da forma de dosagem sólida, como a estabilidade química da substância medicamentosa e o perfil de dissolução (Badawy e Hussain, 2007). Vários estudos demonstraram a libertação independente do pH de fármacos básicos em formas de dosagem de libertação controlada utilizando tecnologias de modificação do pH (Kranz et al., 2005; Streubel et al., 2000; Tatavarti e Hoag, 2006).

Este capítulo está estruturado de forma a fornecer uma introdução inicial e relativamente breve, a fim de proporcionar a base teórica para as abordagens que podem ser adoptadas para enfrentar os desafios da solubilidade. O conteúdo abordado nas secções subsequentes apresenta questões relacionadas com a nanonização e a sua técnica bem sucedida - nanocristais de fármacos; o foco principal está nas técnicas de produção, estabilização e caraterização, bem como nos produtos de nanocristais comercializados e em preparação.

CAPÍTULO 2

Tecnologias de redução do tamanho das partículas

    2.1.   Porquê e quando deve ser considerada a utilização da redução do tamanho das partículas?

    2.2.   Técnicas convencionais e modernas de redução do tamanho das partículas: Uma breve introdução

2.1. Porquê e quando deve ser considerada a utilização da redução do tamanho das partículas?

A redução do tamanho das partículas é uma das estratégias mais antigas para melhorar a solubilidade dos fármacos, uma vez que a solubilidade dos fármacos está intrinsecamente relacionada com o tamanho das partículas. Quando o tamanho da partícula é reduzido, a maior área de superfície do fármaco permite o aumento da relação área de superfície/volume, aumentando assim a área de superfície disponível para a solvatação. As tecnologias de redução do tamanho das partículas são, por conseguinte, utilizadas regularmente para aumentar a biodisponibilidade de fármacos pouco solúveis (Rasenack, 2003).

Muitas estratégias, como o polimorfismo, a formação de sais, a formação de cocristais e a adição de excipientes, também aumentam marginalmente a solubilidade dos fármacos insolúveis, mas a sua utilização é limitada principalmente devido às baixas taxas de sucesso no aumento da biodisponibilidade e, nalguns casos, por serem indesejáveis devido à produção de efeitos secundários tóxicos (Leleux e Williams, 2013). Por este motivo, a redução do tamanho das partículas continua a ser um método seguro para aumentar a solubilidade das substâncias medicamentosas sem alterar a natureza química do fármaco. É bem sabido que a diminuição do tamanho das partículas e o correspondente aumento da área de superfície das partículas aumentam a taxa de dissolução dessa substância, tal como descrito pela famosa equação de Noyes Whitney no final do século XIX (Dokoumetzidis e Macheras, 2006). No entanto, em comparação com o efeito sobre as propriedades de dissolução, a diminuição do tamanho das partículas tem comparativamente pouco efeito sobre a solubilidade das substâncias medicamentosas, uma vez que não altera as propriedades de estado sólido das partículas. Neste contexto, é muito importante identificar se a utilização da redução do tamanho das partículas pode contribuir para um aumento da biodisponibilidade oral da substância medicamentosa. A questão fundamental a responder é se a biodisponibilidade oral do composto é limitada pela sua baixa solubilidade absoluta no trato gastrointestinal ou pela sua baixa taxa de dissolução. Para responder a esta questão, deve ser realizado um estudo de rastreio da formulação num modelo animal preditivo. Para este efeito, é necessário comparar os níveis de concentração plasmática obtidos após a administração de, pelo menos, três formulações diferentes: um sistema solubilizado, um sistema micronizado e um sistema nanonizado. São possíveis dois cenários diferentes. A biodisponibilidade oral dos sistemas solubilizados é muito melhor do que o desempenho do sistema micronizado e do sistema nanonizado, ao passo que quase não há diferença entre o desempenho do sistema micronizado e do sistema nanonizado. Neste caso, o composto apresenta uma biodisponibilidade limitada em termos de solubilidade e a utilização da redução do tamanho das partículas é menos prometedora.

O outro cenário possível para um composto com taxa de dissolução limitada é o facto de a redução do tamanho das partículas conduzir a uma melhor biodisponibilidade oral da molécula do fármaco. A biodisponibilidade oral aumenta com a diminuição do tamanho das partículas. Mais uma vez, o melhor resultado é obtido quando a molécula do fármaco está em solução, ou seja, está molecularmente dispersa. Pode afirmar-se que, no caso de compostos com taxa de dissolução limitada, as tecnologias de redução do tamanho das partículas podem ser muito úteis para aumentar a biodisponibilidade oral. Nalguns casos, a fraca solubilidade aquosa das moléculas de fármacos não conduz necessariamente a uma baixa biodisponibilidade. Por exemplo, algumas hormonas são extremamente pouco solúveis, mas tornam-se biodisponíveis por solubilização através de activos de superfície do próprio corpo, como sais biliares, etc. Através de estudos de rastreio de formulações, é ainda possível identificar se é ou não necessária uma abordagem de formulação sofisticada. Nalguns casos, é suficiente utilizar IFAs micronizados para obter o efeito farmacodinâmico. Com base numa análise custo-benefício, pode decidir-se desenvolver uma formulação micronizada, mesmo que a utilização de um sistema nanonizado resulte numa maior biodisponibilidade.

Quando é que esses estudos comparativos de biodisponibilidade podem ser efectuados? A resposta é: quanto mais cedo, melhor. Em geral, as tecnologias de redução do tamanho das partículas podem ser utilizadas ao longo de todo o processo de desenvolvimento, desde os primeiros estudos farmacocinéticos em animais até ao produto comercializado. A principal restrição para a utilização de equipamento padrão nas fases iniciais é a disponibilidade limitada de API (Chaubal, 2004). No entanto, quando se utiliza equipamento de pequena escala e uma configuração experimental inteligente, é possível começar com estudos de rastreio muito cedo. A quantidade mínima de IFA necessária é de cerca de 100 mg. Atualmente, as técnicas de redução do tamanho das partículas são utilizadas para os compostos BCS das classes II e IV a partir da fase de otimização dos produtos principais. De acordo com a estratégia interna de antecipação, procura-se identificar os problemas específicos do composto o mais cedo possível, a fim de permitir um desenvolvimento bem sucedido da formulação em tempo útil. O ganho de tempo pode ser utilizado para o desenvolvimento de processos e a preparação da produção de material de teste (Moschwitzer, 2010).

2.2. Técnicas convencionais e modernas de redução do tamanho das partículas: Breve introdução

A redução convencional do tamanho dos produtos farmacêuticos é efectuada por cominuição mecânica, como a trituração, a moagem e a trituração de partículas maiores previamente formadas. A redução de tamanho nestes processos ocorre por pressão, fricção, atrito, impacto ou cisalhamento. Os moinhos de jato, os moinhos de bolas e a homogeneização a alta pressão são normalmente utilizados para a micronização mecânica de medicamentos, sendo a moagem a seco num moinho de energia fluida (moinho de jato) a técnica de micronização mais preferida (24). Todos estes métodos de redução do tamanho foram referidos em vários estudos como tendo aumentado a dissolução e a biodisponibilidade de fármacos pouco solúveis em meio aquoso, diminuindo o seu tamanho e aumentando a área de superfície dos fármacos.

A tecnologia de partículas em produtos farmacêuticos é uma técnica para modificar as propriedades físico-químicas, microméricas e biofarmacêuticas dos fármacos pouco solúveis, melhorando assim a sua solubilidade. Entre as várias técnicas de aumento da solubilidade, as modificações físicas dos medicamentos, como a redução do tamanho das partículas e a modificação do hábito cristalino, são abordagens comuns para aumentar a solubilidade dos medicamentos (Savjani et al, 2012). Para além das técnicas convencionais de micronização, a tecnologia de partículas lida atualmente com vários processos de engenharia de partículas e nanopartículas como métodos promissores para melhorar a solubilidade dos medicamentos (Hu et al, 2004). A Fig. 3 representa várias tecnologias de partículas, desde os métodos convencionais de redução do tamanho até aos novos métodos recentes que podem ser utilizados para formular medicamentos com fraca solubilidade aquosa.

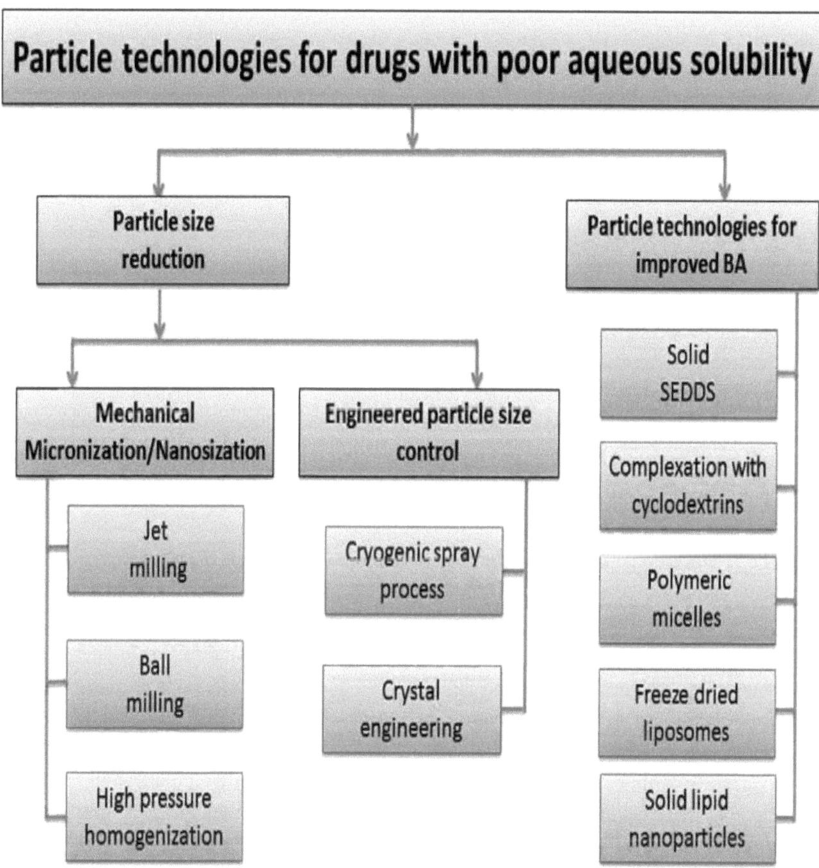

Fig. 3. Tecnologias de partículas farmacêuticas para melhorar a solubilidade, a dissolução e a biodisponibilidade dos fármacos (Ref. Moschwitzer, 2010). Williams et al. (2013) e Sun et al. (2012) referiram separadamente que a redução do tamanho das partículas tem, de facto, efeitos na solubilidade cinética da substância e, de acordo com a Equação de Ostwald-Freundlich (Equação (3)), a solubilidade aumenta significativamente com a redução do tamanho das partículas abaixo de 1 pm (0,5 mm de raio) (Williams et al, 2013; Sun et al, 2012).

Isto deve-se ao facto de a redução do tamanho abaixo de 1 pm aumentar a pressão de solvatação, dando origem a um aumento da solubilidade e causando também a rutura da interação soluto-soluto, o que facilita o processo de solubilização (Junghanns et al, 2008).

$$\text{Log } Cs/Coo = 2aV/2.303RT \text{ pr} \tag{2.1}$$

em que, Cs é a solubilidade saturada, Coo é a solubilidade do sólido constituído por partículas grandes, V é o volume molar das partículas, R é a constante dos gases, T é a temperatura absoluta, r é a densidade do sólido e r é o raio da partícula. Embora a redução do tamanho das partículas abaixo de 1 mm seja adequada para melhorar a solubilidade, as tecnologias de partículas foram agora desenvolvidas para reduzir o tamanho das partículas para a gama de tamanhos nanométricos. A redução convencional do tamanho das partículas continua a ser um procedimento básico de redução do tamanho, mas as técnicas de redução do tamanho das partículas envolvem agora a nanotecnologia e a nanosização, que estão a ser amplamente estudadas para as abordagens de formulação de medicamentos com fraca solubilidade aquosa (Rawat et al, 2011; Leleux e Williams, 2013). A presente discussão abrange as principais caraterísticas das técnicas convencionais de redução do tamanho e outras tecnologias de redução do tamanho das partículas para a gama de tamanhos nanométricos.

2.2.1. Micronização mecânica/Nanonização

É uma técnica simples que se refere à transferência de pó grosseiro de fármaco para um pó ultrafino com o tamanho médio das partículas na gama de 2 a 5 µm e apenas uma fração muito pequena das partículas se encontra abaixo da gama de tamanho de 1 pm (Rawat et al, 2011). A micronização não aumenta a solubilidade de equilíbrio do fármaco em si, mas aumenta a taxa de dissolução através do aumento da área de superfície em relação ao fármaco, através da qual o ingrediente ativo pode dissolver-se ou difundir-se a partir das partículas do fármaco. A micronização é uma técnica convencional para a redução do tamanho das partículas e é um método comummente utilizado para aumentar a solubilidade dos fármacos BCS classe II (Leleux e Williams, 2013).

A abordagem de redução do tamanho das partículas é amplamente utilizada para aumentar a taxa de dissolução, bem como a formação de sal. A taxa de dissolução de um fármaco aumenta proporcionalmente com o aumento da área de superfície das partículas do fármaco (Horter e Dressman, 2001). De acordo com a equação da camada limite de Prandtl, a diminuição da espessura da camada de difusão através da redução do tamanho das partículas, particularmente até <5 µm, resultaria numa dissolução acelerada (Mosharraf e Nystrom, 1995). Assim, o aumento da área de superfície e a diminuição da espessura da camada de difusão conduziriam a uma maior taxa de dissolução do fármaco. A abordagem de micronização melhorou com êxito a biodisponibilidade de fármacos pouco solúveis em água, como a griseofulvina, a digoxina e a felodipina (Atkinson et al., 1962; Jounela et al., 1975; Scholz et al., 2002). O método comum para obter partículas micronizadas de medicamentos é a pulverização mecânica de partículas maiores de medicamentos. A moagem a jato, a moagem de bolas e a moagem de pinos são normalmente utilizadas para a moagem a seco. Para pós sólidos, o tamanho de partícula mais baixo que pode ser obtido por moagem convencional é de cerca de 2-3 µm. A moagem nem sempre resulta num aumento significativo da taxa de dissolução do fármaco. Por vezes, a micronização aumenta a aglomeração das partículas do fármaco, o que pode diminuir a área de superfície disponível para a dissolução. Neste caso, os agentes molhantes, como um tensioativo, desempenham um papel importante no aumento da área de superfície efectiva. Uma vez que a micronização significa a transferência do pó grosseiro do medicamento para um pó ultrafino com um tamanho médio de partícula tipicamente na gama de 2-5 µm, as distribuições de tamanho variam normalmente entre aproximadamente 0,1 e 25 µm. Mas, o ponto a destacar aqui é que apenas uma fração muito pequena da população se encontra abaixo da gama de tamanhos de 1pm. Trata-se de uma técnica muito simples (por exemplo, por moagem húmida ou moagem a jato). O princípio básico da micronização é aumentar a velocidade de dissolução através do aumento da área de superfície. Aplica-se basicamente a fármacos da classe II do sistema de classificação BCS, ou seja, fármacos com uma boa permeabilidade mas uma baixa biodisponibilidade devido à sua fraca solubilidade e baixa velocidade de dissolução. Mas, muito recentemente, a micronização não conduz a um aumento muito efetivo da biodisponibilidade. Assim, a inovação seguinte na técnica de redução de fármacos foi a nanonização. Isto significa produzir nanocristais. Os nanocristais de fármacos, por definição, são nanopartículas compostas por 100% de fármaco sem qualquer material de matriz e o tamanho médio das partículas é inferior a 1pm (ou seja, aproximadamente entre 200-500 nm).

2.2.2. Fresagem a jato

Um moinho de jato de fluido utiliza a energia do fluido (ar a alta pressão) para obter uma moagem ultra fina de pós farmacêuticos (Fig. 4). Tem várias vantagens, como o facto de ser um processo seco, a redução do tamanho de partículas micronizadas com distribuições de tamanho estreitas, a ausência de contaminação e ser adequado para medicamentos sensíveis ao calor (Midoux et al., 1999). Num estudo realizado por Jinno et al., a taxa de dissolução in vitro de um fármaco pouco solúvel, o cilostazol, foi melhorada por moagem e foi observado um aumento moderado da biodisponibilidade na absorção da suspensão de cilostazol produzida por moagem a jato (Jinno et al, 2006). No entanto, no mesmo estudo, foram observados aumentos notavelmente mais elevados na biodisponibilidade de uma suspensão de nanocristais de cilostazol, sugerindo que a redução do tamanho das partículas do fármaco para a gama de tamanhos nanométricos é mais eficaz no aumento da biodisponibilidade de fármacos com fraca solubilidade aquosa. Noutro estudo, um fármaco da classe II do BCS, o ibuprofeno, foi também sujeito a micronização simultânea através de moagem contínua de energia de fluido, resultando na melhoria da taxa de dissolução e evitando as desvantagens da micronização convencional, tais como aglomeração, fraca fluidez, perda da grande área de superfície esperada, baixa densidade aparente e melhoria insignificante ou nula da dissolução (Jinno et al, 2006). Neste processo, os pós de ibuprofeno foram micronizados para a gama de tamanhos de partículas de 5 a 10 pm através do processo de micronização simultânea. O aumento do comportamento de dissolução é atribuído ao aumento da área de superfície das partículas, de acordo com a equação de Noyes Whitney.

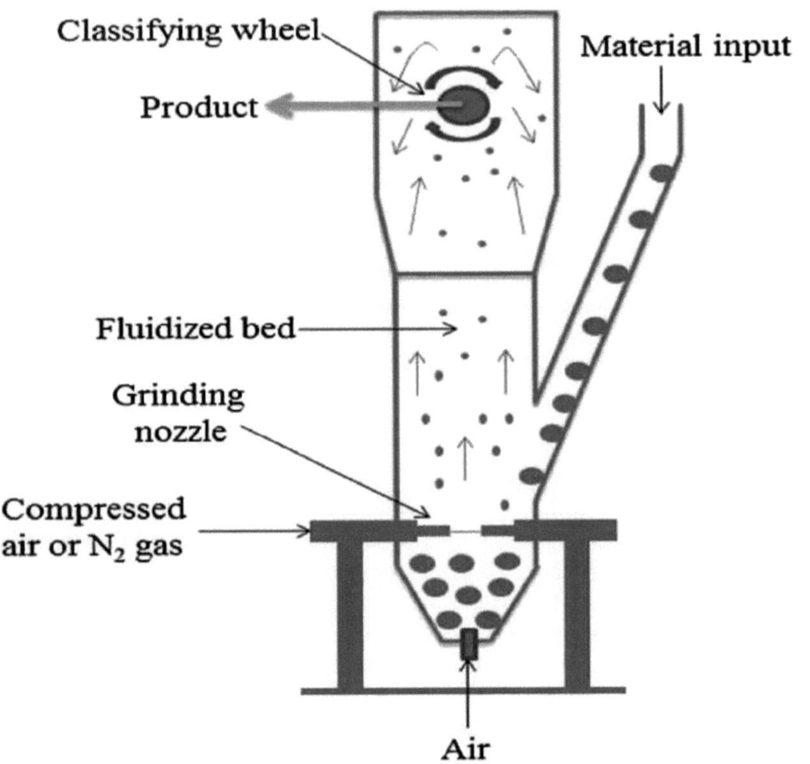

Fig. 4. Esquema de funcionamento da fresagem a jato

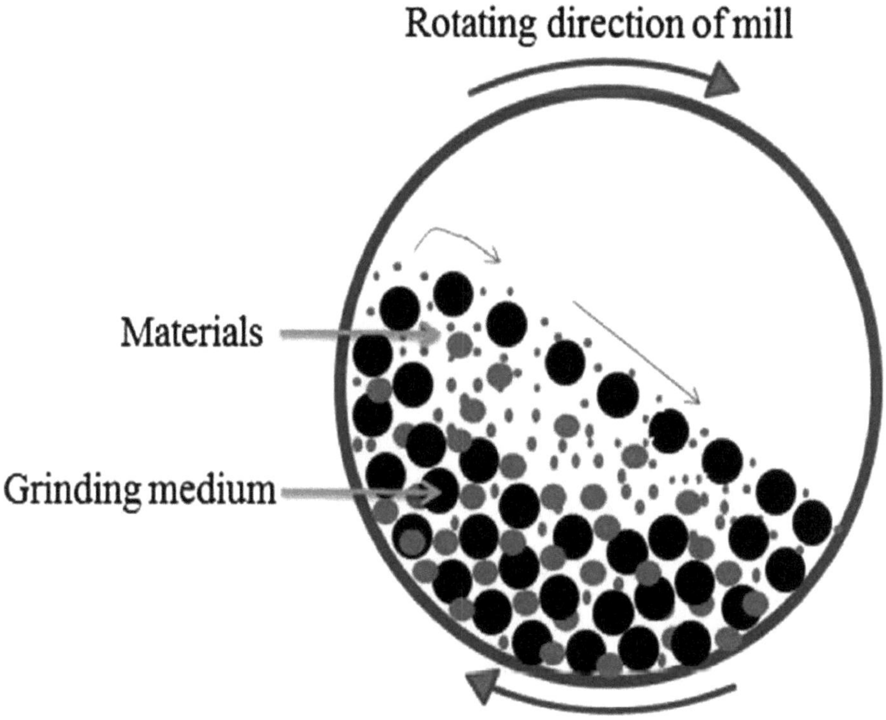

Rotating direction of mill

Materials

Grinding medium

Fig. 5. Esquema de funcionamento da moagem de bolas

2.2.3. moagem de bolas

Um moinho de bolas farmacêutico é normalmente um dispositivo de trituração cilíndrico que é utilizado para moer pós farmacêuticos por rotação em torno de um eixo horizontal. O dispositivo é parcialmente preenchido com o material a moer e com o meio de moagem, normalmente bolas de cerâmica, seixos de sílex ou bolas de aço inoxidável (Fig. 5). Em 1995, Liversidge e Cundy referiram que a moagem de bolas podia ser utilizada para preparar uma formulação nanoparticulada de um fármaco pouco solúvel em água, o danazol, que apresentava uma biodisponibilidade melhorada em cães beagle quando comparada com a de uma suspensão aquosa de partículas convencionais de danazol (Liversidge e Cundy, 1995).

A técnica de moagem de bolas para redução do tamanho é também essencial na preparação de pós amorfos de fármacos, se moídos juntamente com compostos poliméricos, tal como sugerido por Patterson et al. em 2006. A preparação da forma amorfa é uma abordagem essencial para melhorar a dissolução dos fármacos, uma vez que o estado amorfo é mais facilmente solúvel do que a forma cristalina devido à maior energia livre de Gibbs na forma amorfa (Greaser et al, 2010). Patterson et al. utilizaram três fármacos pouco solúveis em água (carbamazepina, dipiridamol e indometacina) com um polímero polivinilpirrolidona K30 (PVP K30) numa proporção de 1:2 fármaco-polímero para preparar soluções vítreas dos fármacos. A solução vítrea foi referida como um sólido amorfo em que o soluto (fármaco) estava disperso no solvente sólido (polímero) a nível molecular (Patterson et al, 2007). Verificou-se que a utilização de um moinho de bolas para preparar as soluções vítreas era eficaz na produção de uma única fase amorfa homogénea e que as taxas de dissolução também eram mais elevadas quando comparadas com as soluções vítreas dos mesmos fármacos preparadas por secagem por pulverização. Isto sugere a aplicabilidade da técnica de moagem de bolas para produzir preparações amorfas homogéneas de fármacos pouco solúveis, e pode ser uma abordagem importante para melhorar a solubilidade desses fármacos.

As limitações da micronização podem ser ultrapassadas por outra abordagem conhecida como nanonização. Recentemente, surgiram várias estratégias de nanonização para aumentar as taxas de dissolução e a biodisponibilidade de numerosos fármacos pouco solúveis em água (Blagden et al, 2007). A nanonização refere-se, em termos gerais, ao estudo e à utilização de materiais e estruturas ao nível da nanoescala de aproximadamente 100 nm ou menos. A nanonização pode resultar numa melhor solubilidade e farmacocinética dos fármacos e pode também diminuir os efeitos secundários sistémicos. Para muitas entidades químicas novas com solubilidade muito baixa, o aumento da biodisponibilidade oral por micronização não é suficiente porque o produto micronizado tem tendência para se aglomerar, o que leva à diminuição da área de superfície efectiva para dissolução. Existem diferentes técnicas utilizadas para a nanonização de medicamentos, incluindo moagem húmida, homogeneização, emulsificação, técnica de evaporação de solventes, moagem Pearl, secagem por pulverização, etc. Existem muitos exemplos de nanonização de fármacos na literatura.

2.2.4. Homogeneização a alta pressão
A homogeneização a alta pressão (HPH), uma tecnologia top down (pó de fármaco de grandes dimensões a ser reduzido em tamanho, por exemplo, por atrito mecânico), é uma técnica amplamente utilizada para preparar nanosuspensões de fármacos com fraca solubilidade em água. Foi relatada a sua utilização para melhorar a taxa de dissolução e a biodisponibilidade de vários fármacos pouco solúveis em água, como a espironolactona, a budesonida e o omeprazol, através da redução efectiva do tamanho para a gama nanométrica (Savjani et al, 2012). A HPH também é conhecida por superar as desvantagens dos métodos convencionais de redução de tamanho, como amorfização, transformação de polimorfos e contaminação por metais devido à alta energia mecânica associada aos processos de moagem convencionais (Kluge et al, 2012). Por este motivo, a HPH é particularmente vantajosa para a cominuição de partículas de fármacos. Na HPH, o sólido a ser cominuído é primeiro disperso num fluido adequado e, em seguida, forçado sob pressão através de uma válvula de abertura nanométrica de um homogeneizador de alta pressão, que é essencialmente um gargalo através do qual a suspensão passa com uma velocidade elevada e, em seguida, experimenta subitamente uma queda de pressão repentina, condições de fluxo turbulento e fenómenos de cavitação. Assim, a cominuição das partículas é conseguida por colisão das partículas entre si, colisão com o homogeneizador e por cavitação e os dois factores que influenciam a homogeneização neste processo são a queda de pressão e o número de passagens através do homogeneizador (Keck e Muller, 2006; Savjani et al, 2012; Kluge et al, 2012). O HPH é compatível para utilização em meios fluidos aquosos e não aquosos e foram feitas tentativas para utilizar diferentes fluidos pressurizados, como dióxido de carbono e 1,1,1,2-tetrafluoroetano, para que estes fluidos possam sofrer evaporação

sem resíduos após a libertação da pressão e os produtos micronizados possam ser diretamente recuperados sob a forma de um pó seco, tal como sugerido por Kluge et al. no seu estudo (Kluge et al, 2012).

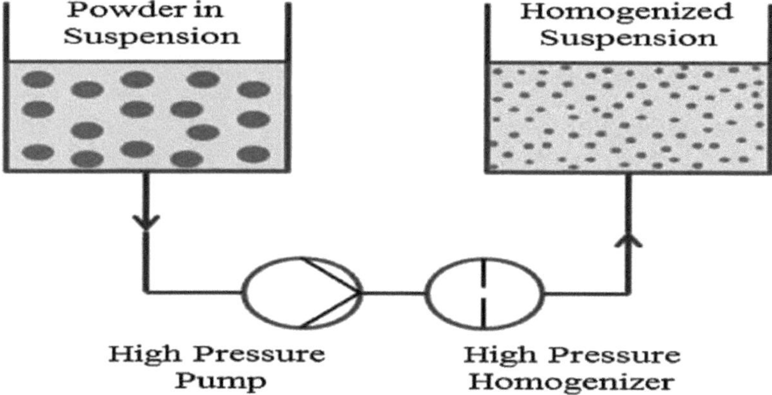

Fig. 6. Esquema do processo de homogeneização a alta pressão (adotado de Kluge et al 2012)

Juntamente com a sua aplicabilidade em formas de dosagem oral, a HPH também tem sido amplamente utilizada na formulação de formulações parenterais de fármacos pouco solúveis em água. Este processo é considerado adequado para formulações parentéricas, uma vez que não há risco de contaminação dos meios de moagem e o ambiente de alta pressão é capaz de proteger contra a contaminação microbiana, eliminando potenciais contaminantes (Williams et al, 2013). Muller e Peters demonstraram com êxito, em 1998, que a HPH pode ser utilizada para formular nanosuspensões de fármacos pouco solúveis, como a prednisolona e a carbamazepina, que podem ser consideradas aceitáveis para administração parentérica (Muller e Peters, 1998). Hecq et al. relataram que a HPH foi bem sucedida na formulação de nifedipina como nanopartículas, que mostraram uma dissolução melhorada, bem como uma solubilidade de saturação melhorada e sugeriram que a HPH é uma técnica simples, adequada e facilmente ampliada que pode ter aplicabilidade geral a muitos fármacos pouco solúveis em água (Hecq et al, 2005). Esta técnica é, portanto, útil em formulações de medicamentos orais e parentéricos e é notavelmente eficiente para melhorar a solubilidade de saturação, a dissolução e a biodisponibilidade de medicamentos pouco solúveis.

2.2. 5. Controlo do tamanho das partículas

Embora as técnicas convencionais de redução de tamanho sejam convenientes e simples, são por vezes indesejáveis e desfavoráveis, dependendo dos tipos de substâncias medicamentosas e das partículas a micronizar. Sabe-se que os métodos convencionais de redução de tamanho têm certas desvantagens típicas, como o facto de serem menos eficientes devido aos elevados requisitos de energia, de apresentarem riscos de degradação térmica e química dos medicamentos e de os produtos finais não serem uniformes na distribuição do tamanho das partículas (Hu et al, 2003; Kayrak et al 2003). As técnicas de moagem convencionais, em particular, são consideradas processos não controlados que têm limitações no controlo do tamanho, da forma, da morfologia, das propriedades da superfície e da carga eletrostática e conduzem a formas de partículas heterogéneas ou mesmo a partículas aglomeradas como produto final (Rasenak e Muller, 2004). Para ultrapassar estas limitações e controlar especificamente as propriedades das partículas, foram desenvolvidas várias técnicas de engenharia de partículas como alternativa, que são utilizadas para produzir o tamanho de partícula necessário e controlar cuidadosamente as propriedades das partículas. Estas novas tecnologias de engenharia de partículas, como os processos de pulverização criogénica e os processos de engenharia de cristais, são novos métodos de produção de partículas de fármacos nanométricas, numa tentativa de reduzir o tamanho das partículas e melhorar a solubilidade, a dissolução e, por conseguinte, a biodisponibilidade de fármacos com fraca solubilidade aquosa.

2.2.6. Processos de pulverização criogénica

Os processos de pulverização criogénica são novas técnicas de redução de tamanho que podem ser utilizadas para aumentar a taxa de dissolução de fármacos pouco solúveis, criando partículas de fármaco amorfas nanoestruturadas com elevado grau de porosidade a temperaturas muito baixas. Estes processos criogénicos também podem ser seguidos por vários processos de secagem, como liofilização por pulverização, liofilização atmosférica, liofilização a vácuo e liofilização para produzir pós secos (Savjani et al, 2012; Koshy et al, 2010). Existem vários tipos de técnicas de pulverização criogénica, tais como: congelação por pulverização em fluidos criogénicos, congelação por pulverização em líquidos criogénicos (SFL), congelação por pulverização em vapor sobre líquido e congelação ultra-rápida para produzir partículas de fármaco mais pequenas com melhor molhabilidade (Savjani et al, 2012).

No processo convencional de congelação por pulverização em vapor, os halocarbonetos, os clorofluorocarbonetos e o azoto líquido podem ser utilizados como meios criogénicos e a solução de alimentação é atomizada através de um bocal posicionado a uma distância acima do refrigerante em ebulição e as gotículas atomizadas caem no refrigerante e são imediatamente congeladas em contacto com o criogénio. O pó congelado é então recolhido e liofilizado para remover o solvente. No entanto, com este processo, as limitações residem na utilização de clorofluorocarbonetos, uma vez que estes empobrecem a camada de ozono, e mesmo algumas alternativas aos clorofluorocarbonetos (como o hidrofluoroalcano) podem solubilizar o ingrediente farmacêutico ativo (API) e diminuir a potência da formulação em pó (Rogers et al, 2001). Com o processo de congelação por pulverização em vapor, foi comunicada uma aglomeração e solidificação graduais das gotículas, porque a atomização ocorre no vapor de azoto acima do gás líquido, o que pode, por vezes, resultar em distribuições de tamanho de partícula alargadas e pós secos não micronizados (Kawabata et al, 2011).

A SFL é um novo processo de pulverização criogénica que foi desenvolvido para ultrapassar os problemas associados aos processos de pulverização criogénica convencionais em 2001 na Universidade do Texas (Rawat et al, 2011). Na SFL, uma solução aquosa ou orgânica, emulsão ou suspensão contendo um fármaco e excipientes pode ser diretamente atomizada num líquido comprimido (como o fluido comprimido CO2, hélio, propano, etano) ou os líquidos criogénicos (como o azoto, árgon ou hidrofluoroéteres) (Kawabata et al, 2011). A atomização da solução de alimentação num líquido criogénico produz partículas nanoestruturadas congeladas que, após liofilização, dão origem a pós micronizados secos e de fluxo livre. A SFL é um método eficiente para produzir partículas nanoestruturadas com estrutura amorfa, elevada área de superfície e maior molhabilidade, o que é considerado vantajoso para aumentar a taxa de dissolução de um fármaco pouco solúvel. Num estudo realizado por Rogers et al. em 2002, verificou-se que a SFL era superior no aumento da dissolução aquosa do danazol, um fármaco com fraca solubilidade aquosa, quando comparada com métodos convencionais de redução do tamanho, como a co-moagem e a congelação lenta (Rogers et al, 2002). Foi referido que a SFL é uma nova tecnologia de partículas para a engenharia de pós farmacêuticos para várias vias de administração de medicamentos, melhorando as propriedades de dissolução de medicamentos pouco solúveis em água. Também foi referido que, após a SFL de fármacos pouco solúveis como o danazol, o processo de secagem atmosférica é mais favorável do que a liofilização a vácuo como método comercial para melhorar a dissolução aquosa na indústria farmacêutica (Rogers et al, 2003).

Num estudo realizado sobre a SFL comparativa da carbamazepina com dois sistemas líquidos diferentes: o sistema de solvente orgânico (acetonitrilo) e o sistema de co-solvente orgânico (tetra-hidrofurano)/aquoso, verificou-se que a SFL com acetonitrilo apresenta várias vantagens em relação ao sistema de co-solvente orgânico/aquoso (Hu et al, 2003). Isto sugere que o sistema SFL com solvente orgânico (como o acetonitrilo) pode ser um processo eficaz de engenharia de partículas para melhorar as taxas de dissolução de fármacos pouco solúveis em água para administração oral. A SFL também provou ser bem sucedida na preparação de formulações orais e pulmonares de fármacos como o danazol e o itraconazol, melhorando as taxas de dissolução e aumentando assim a biodisponibilidade destes fármacos em experiências com animais (Pulvis et al, 2006). Assim, a SFL é também uma das tecnologias de partículas promissoras para melhorar as propriedades de dissolução aquosa de fármacos que são insolúveis em água e causam dificuldades na conceção de formulações farmacêuticas.

2.2.7. Engenharia de cristais farmacêuticos

A engenharia de cristais é um método novo e emergente de cristalização controlada que pode ser descrito como a "exploração de interações não covalentes entre componentes moleculares ou iónicos para a conceção racional de estruturas de estado sólido que podem apresentar propriedades eléctricas, magnéticas e ópticas interessantes" (Blagden et al, 2007). As tecnologias de engenharia de cristais podem ser aplicadas a substâncias farmacêuticas para melhorar a solubilidade do fármaco através de processos de cristalização controlados, como a formação de co-cristais, polimorfos metaestáveis, formas amorfas de alta energia e partículas ultrafinas (Deerle et al, 2010). Os co-cristais farmacêuticos são uma classe adicional de sólidos cristalinos que, quando incorporados em formas de dosagem, podem proporcionar opções para melhorar as propriedades. A formação de co-cristais pode ser uma alternativa à formação de sais no caso de compostos neutros ou com grupos fracamente ionizáveis. Num desses casos, foi identificado um complexo molecular cristalino (ácido glutárico) e um API, que foi utilizado para demonstrar uma melhoria da biodisponibilidade oral do API em cães. A utilização do cocristal aumentou a taxa de dissolução aquosa até 18 vezes em comparação com a forma cristalina homomérica do mesmo fármaco (McNamara, 2006). Outra aplicação da engenharia de cristais na tecnologia farmacêutica é a preparação de nanocristais farmacêuticos. Os nanocristais farmacêuticos são nanopartículas com carácter cristalino que estão a ganhar popularidade devido à sua capacidade de aumentar a solubilidade de saturação e a velocidade de dissolução em virtude do aumento da área de superfície. A tecnologia dos nanocristais tem a vantagem de aumentar a solubilidade e a dissolução, o que contribui para uma rápida absorção e um rápido início de ação do fármaco e, além disso, permite que a formulação seja desenvolvida sem a utilização de tensioactivos, o que por vezes é vantajoso para reduzir os efeitos indesejáveis de alguns excipientes (Junghanns e Muller, 2008). Os nanocristais de fármacos também podem ser estabilizados através da utilização de um lípido para preparar nanocristais de lípidos, melhorando simultaneamente a solubilidade e a administração do fármaco. Num trabalho recente de Kumar et al., foram desenvolvidos novos nanocristais lipídicos para a glibenclamida, que se mostraram suficientemente promissores para os nanocristais lipídicos como uma abordagem para melhorar a dissolução e manter a estabilidade do fármaco modelo (Sanjeev Kumar B. et al, 2014). Vários métodos de engenharia de cristais de drogas sem solventes são sugeridos viz como moagem molhada, sonicação indireta e precipitação de fusão ultra-sônica (Antunes AB et al, 2013). Na presença de um excipiente auto-emulsionante gelucire 44/14, todos estes três métodos foram capazes de reduzir o tamanho do cristal do fármaco e aumentar a dissolução do fármaco modelo febantel. Mas no caso de outro fármaco modelo, o itraconazol, apenas a precipitação por fusão ultra-sónica foi capaz de reduzir o tamanho, mas este método também produziu uma fração de substâncias no estado amorfo, o que era desejável.

CAPÍTULO 3

Nanosizing e Nanonização

3.1. Conceito de Nano, Nanosizing e Nanonization

A nanonização é um termo que designa a redução do tamanho das partículas para a gama dos nanómetros e traz várias vantagens. Aumenta ainda mais a área de superfície dos IFA, o que pode resultar numa maior solubilidade e biodisponibilidade do fármaco. A redução da dimensão das partículas de um IFA com caraterísticas de fraca solubilidade pode levar a uma maior área de superfície específica, aumentando assim a biodisponibilidade e a taxa de dissolução. Devido ao aumento da biodisponibilidade, é necessária uma menor quantidade de IFA, o que, por sua vez, conduz a um produto mais económico com menos riscos e efeitos secundários para o doente. Um dos principais avanços nas áreas farmacêutica e de administração de medicamentos na última década foi o reconhecimento dos benefícios que podem ser obtidos através da formulação de activos pouco solúveis em água como partículas de fármaco de dimensão nanométrica, frequentemente designadas por nanosuspensões e/ou nanopartículas. O termo "nanodimensionamento" é utilizado para referir tamanhos de partículas na gama submicrónica, normalmente 100-200 nm (nanómetros, ou $1/1000^{th}$ de um micrómetro) de tamanho. A nanização é normalmente conseguida através da moagem do composto numa solução estabilizada até ao tamanho pretendido, que pode ser posteriormente processado na forma de dosagem final. O processo de conversão de partículas em tamanho nano é conhecido como nanonização. Os compostos pouco solúveis em água constituem uma percentagem significativa e crescente do pipeline de desenvolvimento de fármacos das indústrias e, historicamente, têm sido vistos como candidatos de desenvolvimento altamente arriscados. No passado, o consenso esmagador era de que os candidatos a medicamentos pouco solúveis em água seriam problemáticos de desenvolver e que haveria numerosos problemas pós-lançamento, o que levaria os médicos a prescrever esses medicamentos com cautela e, quando disponíveis, seriam prescritas terapias alternativas para melhorar a conformidade, a eficácia e a segurança. Para responder a esta necessidade, ao longo dos anos tem-se dedicado uma atenção significativa às estratégias de formulação para esta classe de moléculas, que inclui moléculas da classificação BCS II (pouco solúveis e permeáveis) e da classe IV (pouco solúveis e impermeáveis). A utilização de abordagens de redução do tamanho das partículas para formar nanosuspensões ou nanopartículas de fármacos com dimensões nanométricas estáveis é uma estratégia de formulação relativamente recente. Para compostos pouco solúveis em água, o valor, a utilidade e a viabilidade comercial da abordagem foram demonstrados nos últimos dez anos. Além disso, a abordagem recebeu uma atenção significativa, reflectida no número de publicações e revisões que apareceram apenas nos últimos anos.

Recentemente, surgiram várias estratégias de nanonização para aumentar as taxas de dissolução e a biodisponibilidade de numerosos fármacos que são pouco solúveis em água. Estas estratégias incluem o aumento da área de superfície em relação aos rácios de volume dos pós de fármacos, a alteração das formas cristalinas e a conceção de novos nanomateriais que podem atuar como transportadores para a libertação controlada (Junghanns e Muller, 2008). A nanonização pode resultar numa melhor solubilidade e farmacocinética do fármaco, podendo também diminuir os efeitos secundários sistémicos (Riehemann et al, 2009). A nanonização de fármacos hidrofóbicos envolve geralmente a produção de nanocristais de fármacos através de precipitação química ou desintegração (Junghanns e Muller, 2008). Em alternativa, podem ser utilizados sistemas de administração de fármacos baseados na nanotecnologia, como as nanoemulsões e as micelas poliméricas (Marcato e Duran, 2008). Durante a última década, várias nanoformulações de fármacos foram aprovadas clinicamente ou estão a ser objeto de investigação clínica (discutidas noutro ponto deste capítulo) (Junghanns e Muller, 2008; Marcato e Duran, 2008). Os principais esforços de investigação têm-se centrado no desenvolvimento de tecnologias de nanoformulação, de novos materiais farmacêuticos e de controlo de qualidade para melhorar as propriedades dos produtos e reduzir os custos de produção.

3.2.   Partículas nanocristalinas

Alguns dos desafios da maioria dos sistemas de administração de fármacos incluem a fraca biodisponibilidade, a estabilidade in vivo, a solubilidade, a absorção intestinal, a administração sustentada e orientada para o local de ação, a eficácia terapêutica, os efeitos secundários e as flutuações plasmáticas dos fármacos, que se situam abaixo das concentrações mínimas eficazes ou excedem as concentrações terapêuticas seguras. No entanto, a nanotecnologia na administração de medicamentos é uma abordagem concebida para ultrapassar estes desafios devido ao desenvolvimento e fabrico de nanoestruturas à escala submicrónica e à nanoescala, que são principalmente poliméricas e têm múltiplas vantagens. De um modo geral, as nanoestruturas têm a capacidade de proteger os fármacos nelas encapsulados da degradação hidrolítica e enzimática no trato gastrointestinal; visam a libertação sustentada de uma vasta gama de fármacos em várias zonas do corpo e, por conseguinte, são capazes de libertar fármacos, proteínas e genes através da via de administração peroral. Fornecem fármacos altamente insolúveis em água; podem contornar o fígado, impedindo assim o metabolismo de primeira passagem do fármaco incorporado. Aumentam a biodisponibilidade oral dos fármacos devido aos seus mecanismos especializados de absorção, como a endocitose absorvente, e são capazes de permanecer na circulação sanguínea durante mais tempo, libertando o fármaco incorporado de forma sustentada e contínua, o que leva a menos flutuações plasmáticas, minimizando assim os efeitos secundários causados pelos fármacos. Devido à dimensão das nanoestruturas, estas são capazes de penetrar nos tecidos e são absorvidas pelas células, permitindo uma entrega eficiente dos fármacos nos locais de ação. Verificou-se que a absorção das nanoestruturas é 15-250 vezes superior à das micropartículas na gama de 1-10pm. Ochekpe et al

(2009) referiram que os fármacos administrados que são altamente insolúveis em água podem contornar o fígado, impedindo assim o metabolismo de primeira passagem do fármaco incorporado. Aumentam a biodisponibilidade oral dos fármacos devido aos seus mecanismos especializados de absorção, como a endocitose absorvente, e são capazes de permanecer na circulação sanguínea durante mais tempo, libertando o fármaco incorporado de forma sustentada e contínua, o que leva a menos flutuações plasmáticas, minimizando assim os efeitos secundários causados pelos fármacos. Devido à dimensão das nanoestruturas, estas são capazes de penetrar nos tecidos e são absorvidas pelas células, permitindo uma entrega eficiente dos fármacos nos locais de ação. Verificou-se que a absorção das nanoestruturas é 15-250 vezes superior à das micropartículas na gama de 1-10pm.

Através da manipulação das caraterísticas dos polímeros, a libertação do fármaco a partir das nanoestruturas pode ser controlada de modo a atingir a concentração terapêutica desejada durante o período desejado. Para uma libertação orientada, as nanoestruturas podem ser conjugadas com moléculas orientadoras, de modo a que a ligação entre o polímero e a substância ativa possa ser manipulada para controlar o local e a duração da libertação do fármaco. A ligação pode ser conseguida através da incorporação de aminoácidos, lípidos, péptidos ou pequenas cadeias como moléculas espaçadoras. A orientação dos fármacos é crucial na quimioterapia, em que um sistema de libertação de fármacos pode visar apenas o tumor maligno, protegendo as células saudáveis da distribuição uniforme dos quimioterápicos no organismo e dos seus efeitos nocivos. A utilização de nanoestruturas, como as nanopartículas poliméricas, constitui uma abordagem não invasiva para penetrar na barreira hemato-encefálica no caso de doenças cerebrovasculares e inflamatórias. A investigação e o desenvolvimento de novos medicamentos são intensivos em termos de capital e de tempo, o que exige que as empresas farmacêuticas procurem outros meios para satisfazer as exigências do mercado. Os novos métodos de administração de medicamentos permitem às empresas farmacêuticas reformular os medicamentos existentes no mercado. A nanotecnologia é estratégica no desenvolvimento de sistemas de administração de medicamentos que podem expandir os mercados de medicamentos. A nanotecnologia pode ser aplicada para reformular os medicamentos existentes, prolongando assim a vida dos produtos, melhorando o seu desempenho, melhorando a sua aceitabilidade através do aumento da eficácia, bem como da segurança e da adesão dos doentes e, em última análise, reduzindo os custos dos cuidados de saúde 60,65. A nanotecnologia pode também melhorar o desempenho de medicamentos que não conseguem passar as fases dos ensaios clínicos65. Fornece suportes para a administração de medicamentos, bem como para o tratamento e a gestão de doenças crónicas, incluindo o cancro, o VIH/SIDA e a diabetes.

3.3.   NanoCristais

Os nanocristais de fármacos são cristais com um tamanho na gama dos nanómetros, o que significa que são nanopartículas com um carácter cristalino. Há discussões sobre a definição de nanopartícula, ou seja, o tamanho de uma partícula para ser classificada como nanopartícula, dependendo da disciplina, por exemplo, em química coloidal as partículas só são consideradas nanopartículas quando têm um tamanho inferior a 100 nm ou mesmo inferior a 20 nm. Com base na unidade de tamanho, na área farmacêutica, as nanopartículas devem ser definidas como tendo um tamanho entre alguns nanómetros e 1000 nm (=1 pm); as micropartículas possuem, portanto, um tamanho de 1-1000 pm. Uma outra caraterística é o facto de os nanocristais de fármacos serem compostos por 100% de fármaco; não existe material de transporte como nas nanopartículas poliméricas. A dispersão de nanocristais de fármacos em meios líquidos dá origem às chamadas "nanosuspensões" (em contraste com as "microsuspensões" ou "macrosuspensões"). Em geral, as partículas dispersas têm de ser estabilizadas, por exemplo, por tensioactivos ou estabilizadores poliméricos. Os meios de dispersão podem ser água, soluções aquosas ou meios não aquosos (por exemplo, polietilenoglicol líquido (PEG), óleos). Dependendo da tecnologia de produção, a transformação de microcristais de fármacos em nanopartículas de fármacos pode conduzir a um produto cristalino ou amorfo, especialmente quando se aplica a precipitação. No sentido mais estrito, uma nanopartícula de fármaco amorfa não deve ser designada por nanocristal. No entanto, é frequente referirmo-nos a "nanocristais no estado amorfo". A NanoCrystal é uma tecnologia protegida por patente desenvolvida por Liversidge et al. Nesta técnica, as nanopartículas de fármacos são obtidas submetendo o fármaco a uma moagem em meio (por exemplo, água, solução estabilizadora ou tampão). A elevada energia e as forças de cisalhamento geradas em resultado da impactação do meio de moagem ou dos grânulos com o fármaco fornecem a energia necessária para desintegrar o fármaco microparticulado em partículas nanonizadas. Esta técnica oferece a vantagem de produzir suspensões muito viscosas com um teor de sólidos 20-30% superior que não pode ser produzido com HPH, que pode ser diluído com uma solução estabilizadora para produzir a concentração desejada de nanosuspensão. A maior preocupação com este método é o facto de os resíduos do meio de moagem que permanecem no produto acabado poderem ser problemáticos para a administração.23 Os benefícios farmacêuticos dos nanocristais incluem a melhoria do desempenho da formulação, como o aumento da velocidade de dissolução e da solubilidade de saturação, a reprodutibilidade da absorção oral, a melhoria da biodisponibilidade da dose, a proporcionalidade e o aumento da adesão do doente através da redução do número de unidades orais a tomar (Muller et al., 2001a; Rabinow, 2005). Os nanocristais são o sistema de administração ideal para fármacos orais que têm a velocidade de dissolução como passo limitador da absorção, ou seja, fármacos das classes II e IV do sistema de classificação biofarmacêutica (BCS). Além disso, os nanocristais podem ser injectados por via intravenosa como nanosuspensões aquosas (Rabinow et al., 2007). É notável a rapidez com que estes nanocristais entraram no mercado farmacêutico. Foram necessários cerca de 25 anos para que os lipossomas aparecessem em produtos farmacêuticos no mercado (por volta de 1990, por exemplo, o facto Alveo da Dr. Thomae GmbH (Diederichs e Muller, 1994). Os nanocristais passaram menos de 10 anos, com os primeiros pedidos de patente registados no início dos anos 90 (Muller et al., 1999) e o primeiro produto Emend® no mercado em 2000. Este curto espaço de tempo confirma que se trata de um sistema de administração viável a nível industrial - ao contrário de vários desenvolvimentos "académicos". Está também a desenvolver-se como a nanotecnologia de maior sucesso, se considerarmos o block buster Tricor® (vendas anuais > 1 bilião de dólares nos EUA) e o número de produtos atualmente em fase clínica. Os nanocristais, um novo sistema de administração de fármacos coloidais sem transportador, com um tamanho de partícula que varia entre 100 e 1000 nm, são considerados uma estratégia viável de administração de fármacos pouco solúveis, devido à sua simplicidade de preparação e aplicabilidade geral.

3.4.   Propriedades dos nanocristais

Os nanocristais possuem fundamentalmente duas propriedades mais importantes: aumento da velocidade de dissolução e aumento da solubilidade de saturação, que são consideradas as principais razões para o aumento da velocidade de dissolução e, por conseguinte, da biodisponibilidade. Aumento da velocidade de dissolução por aumento da área de superfície.

A redução do tamanho leva a um aumento da área de superfície e, assim, de acordo com a equação de Noyes-Whitney (Noyes e Whitney 1897), a um aumento da velocidade de dissolução. Por conseguinte, a micronização é uma forma adequada de aumentar com êxito a biodisponibilidade dos fármacos em que a velocidade de dissolução é o passo limitador da taxa. Ao passar da micronização para a nanonização, a superfície das partículas aumenta ainda mais e, por conseguinte, a velocidade de dissolução também aumenta. Na maioria dos casos, uma baixa velocidade de dissolução está correlacionada com uma baixa solubilidade de saturação. Intuitivamente, a associação de partículas mais pequenas a uma maior área de superfície é difícil de compreender. Mas, como é auto-explicativo a partir do diagrama que utiliza o cubo como modelo de cristal de fármaco, a conversão em nanocristais aumenta maciçamente a área de superfície para o mesmo volume de fármaco. A exposição da nova área de superfície (cor-de-rosa) como resultado da redução do tamanho das partículas está disponível para a dissolução do fármaco. Este mecanismo desempenha um papel dominante no aumento da solubilidade intrínseca de muitos fármacos incompatíveis com a água, como mostra a Fig. 7 (Pawar et al, 2014).

Aumento da solubilidade de saturação

A afirmação geral dos manuais é que a solubilidade de saturação é uma constante que depende do composto, do meio de dissolução e da temperatura. Isto é válido para os pós da vida quotidiana com um tamanho na gama dos micrómetros ou superior. No entanto, abaixo de um tamanho crítico de 1-2 µm, a solubilidade de saturação é também uma função do tamanho da partícula. Aumenta com a diminuição do tamanho das partículas abaixo de 1000 nm. Por conseguinte, os nanocristais de fármacos possuem uma maior solubilidade de saturação. Este facto tem duas vantagens:

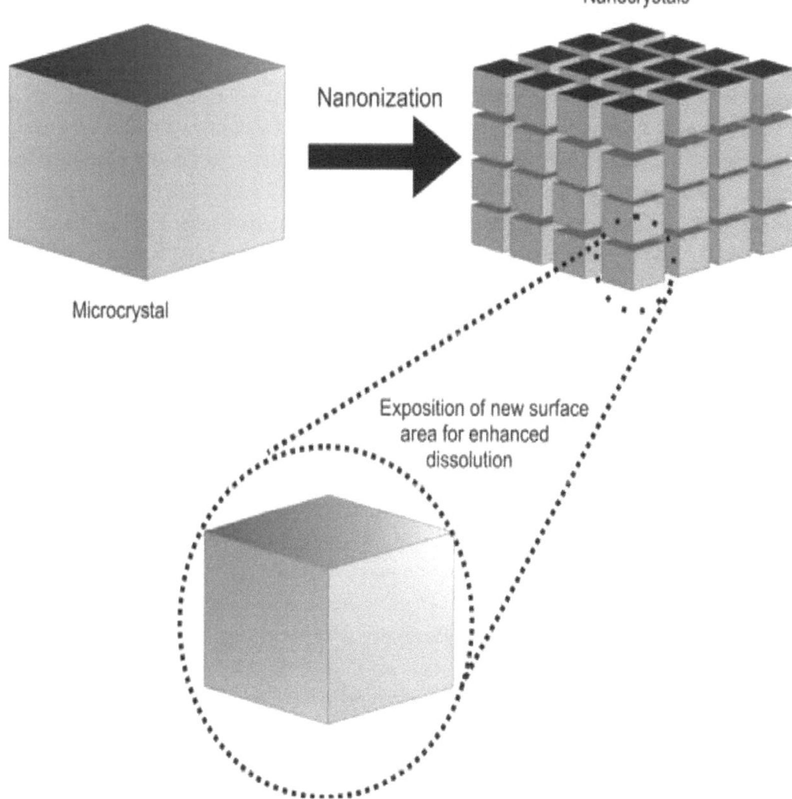

Fig.7: Impressão artística representando taxas de dissolução mais elevadas associadas à redução do tamanho das partículas.

1. De acordo com Noyes e Whitney (1897), a velocidade de dissolução é ainda maior porque dc/dt é proporcional ao gradiente de concentração (cs-cx)/h (cs - solubilidade de saturação, cx - concentração total, h - distância difusional).

2. Devido ao aumento da solubilidade de saturação, o gradiente de concentração entre o lúmen intestinal e o sangue é aumentado, o que resulta numa absorção por difusão passiva.

De acordo com a equação de Kelvin (Anger 2005), a pressão de vapor das gotículas de lípidos numa fase gasosa (aerossol) aumenta com o aumento da curvatura da superfície, o que significa uma diminuição do tamanho das partículas. Cada líquido tem a sua pressão de vapor específica do composto, pelo que o aumento da pressão de vapor será influenciado pela pressão de vapor específica do composto disponível. A situação de uma transferência de moléculas de uma fase líquida (gotícula) para uma fase gasosa é, em princípio, idêntica à transferência de moléculas de uma fase sólida (nanocristais) para uma fase líquida (meio de dispersão). A pressão de vapor é equivalente à pressão de dissolução. No estado de solubilidade de saturação, existe um equilíbrio entre as moléculas que se dissolvem e as moléculas que se recristalizam. Este equilíbrio pode ser deslocado se a pressão de dissolução aumentar, aumentando assim a solubilidade de saturação. De forma idêntica aos líquidos com diferentes pressões de vapor em condições normais (tamanho de gota micrométrico), cada cristal de fármaco tem uma pressão de dissolução específica em tamanho micrométrico.

É bem sabido que os fármacos amorfos possuem uma solubilidade de saturação mais elevada do que os fármacos cristalinos. Um exemplo clássico da literatura é o palmitato de cloranfenicol. A modificação polimórfica I tem uma solubilidade de 0,13, a modificação de alta energia II uma solubilidade de 0,43 e o material amorfo de 1,6 mg/ml (Hancock e Parks 2000; Chong-Hui e Grant 2001). O mesmo é válido para as nanopartículas de fármacos. As nanopartículas de fármacos amorfas possuem uma solubilidade de saturação mais elevada do que os nanocristais de fármacos do mesmo tamanho no estado cristalino. Por conseguinte, para obter o maior aumento da solubilidade de saturação, é ideal uma combinação de tamanho nanométrico e estado amorfo. No entanto, um pré-requisito para a utilização em produtos farmacêuticos é que o estado amorfo possa ser mantido durante o prazo de validade do produto. Transferindo todos estes factos para os nanocristais de fármacos, significa que as nanopartículas de fármacos ideais com o maior aumento da solubilidade de saturação devem ter um tamanho de, por exemplo, 50 nm ou 20-30 nm, e ser amorfas. Pode concluir-se que o tamanho é importante no que respeita ao aumento da solubilidade de saturação e, consequentemente, ao aumento da velocidade de dissolução causado por um cs mais elevado. Naturalmente, é necessário ter em conta o perfil sanguíneo previsto para um determinado fármaco. Em muitos casos, uma dissolução demasiado rápida não é desejada (criação de picos plasmáticos elevados, redução do tmax). Para muitas aplicações, é necessário combinar os nanocristais de fármacos com a tecnologia tradicional de libertação controlada (por exemplo, pellets revestidos) para evitar uma dissolução rápida, picos plasmáticos excessivamente elevados e tmax prematuro, e para atingir níveis sanguíneos prolongados. Resumindo, o tamanho ideal dos nanocristais de fármaco e o estado cristalino/amorfo dependerão do perfil sanguíneo necessário, da via de administração e da estabilidade do estado amorfo durante o prazo de validade do produto. No caso de nanocristais injectados por via intravenosa, o tamanho deve ser tão pequeno quanto possível, caso a farmacocinética de uma solução seja imitada. No caso de o objetivo ser o direcionamento (por exemplo, para o cérebro através da tecnologia PathFinder™ (Muller et al 1998) ou para outros órgãos/tecidos), os nanocristais de fármacos devem possuir um determinado tamanho para retardar a dissolução e dar-lhes a oportunidade de atingir a barreira hemato-encefálica (BBB) para internalização pelas células endoteliais dos alvos da BBB no corpo ou outro alvo (Kreuter et al 1995). Assim, as propriedades mais comuns dos nanocristais podem ser resumidas em: Tamanho inferior a 1 pm, 100% de fármaco, sem transportador, geralmente precisam de ser estabilizados, estrutura cristalina ou amorfa, aumento da velocidade de dissolução, e aumento da solubilidade de saturação. Se resumirmos, as propriedades mais importantes dos nanocristais são: tamanho inferior a 1 pm, 100% de fármaco, sem transportador, geralmente necessário para ser estabilizado, estrutura cristalina ou amorfa, aumento da velocidade de dissolução, aumento da solubilidade de saturação, estado de partícula amorfa oferece vantagens.

CAPÍTULO 4

Tecnologias de produção de nanocristais

Existem várias técnicas de produção de nanocristais de fármacos. A produção de nanocristais envolve duas abordagens básicas: as tecnologias ascendentes (precipitação/cristalização controlada) e as tecnologias descendentes, a nanonização (pó de fármaco de grandes dimensões a ser reduzido em tamanho, por exemplo, por atrito mecânico) (Fig. 8). Existem várias possibilidades para produzir nanocristais com a forma e o tamanho desejados. Basicamente, podem ser utilizados três princípios: moagem, métodos de precipitação e métodos de homogeneização, bem como uma combinação dos mesmos. Os métodos industrialmente relevantes são as tecnologias top down, que partem de um pó de fármaco de grandes dimensões para serem reduzidos em tamanho. As tecnologias bottom up (partindo de uma molécula dissolvida, precipitação) não são atualmente - tanto quanto sabemos - utilizadas na produção de produtos comerciais. As razões podem incluir a necessidade de remoção do solvente, a dificuldade de controlar o processo e o facto de muitos fármacos pouco solúveis serem pouco solúveis não só em meios aquosos, mas também em meios orgânicos. Métodos de precipitação Um dos primeiros métodos de precipitação é a preparação de hidrossóis, que foi desenvolvida por Sucker, com propriedade intelectual da Sandoz (atualmente Novartis) (List e Sucker 1988; Gassmann et al1994). A tecnologia é basicamente um processo clássico de precipitação conhecido como "via humida paratum" (VHP). Este processo de VHP já era descrito na antiga farmacopeia para preparar pomadas contendo fármacos finamente dispersos e precipitados.

O fármaco é dissolvido num solvente e subsequentemente adicionado a um não-solvente, o que leva à precipitação de nanocristais de fármaco finamente dispersos. É necessário ter em conta que estes nanocristais têm de ser estabilizados para não crescerem até à gama dos micrómetros. Além disso, o fármaco tem de ser solúvel em pelo menos um solvente, o que cria problemas para os fármacos recentemente desenvolvidos que são insolúveis em meios aquosos e orgânicos. Estas são algumas das razões pelas quais, tanto quanto sabemos, esta tecnologia ainda não foi aplicada a um produto. Outro método de precipitação é a preparação de nanopartículas amorfas de fármacos, por exemplo, como nanopartículas de caroteno na indústria alimentar (Shackleford et al 2003), por exemplo, Lucarotin® ou Lucantin® (BASF). Uma solução do carotenoide, juntamente com um tensioativo num óleo digerível, é misturada com um solvente adequado a uma temperatura específica. Para obter a solução, é adicionado um coloide protetor. Obtém-se assim um sistema de duas fases O/W. O carotenoide estabilizado pelo coloide localiza-se na fase oleosa. Após a liofilização, as análises de raios X mostram que aproximadamente 90% do carotenoide se encontra num estado amorfo. Esta tecnologia é utilizada para produtos farmacêuticos pela Soliqs (Ludwigshafen, Alemanha) e publicitada sob o nome comercial NanoMorph®.

Normalmente, os nanocristais de fármaco são gerados num meio de dispersão líquido (por exemplo, por precipitação ou por um processo de desintegração). O produto obtido deste processo é uma suspensão de nanocristais de fármaco num líquido estabilizado por um tensioativo ou polímero (a chamada "nanosuspensão"). Ao contrário dos pós micronizados, os nanocristais de fármacos podem ser administrados por vias de administração muito diferentes. A administração oral é possível sob a forma de suspensão. Podem ser produzidas formas de dosagem mais convenientes para o doente, transferindo as nanosuspensões líquidas para formas de dosagem sólidas, ou seja, comprimidos, pellets ou cápsulas com granulado. Além disso, devido ao seu tamanho reduzido, as nanosuspensões podem ser injectadas por via parentérica, especialmente por via intravenosa. A injeção intravenosa conduz "por definição" a uma biodisponibilidade de 100%. No entanto, estão também a ser utilizadas as técnicas combinadas, que associam um pré-tratamento a uma etapa subsequente de redução do tamanho.

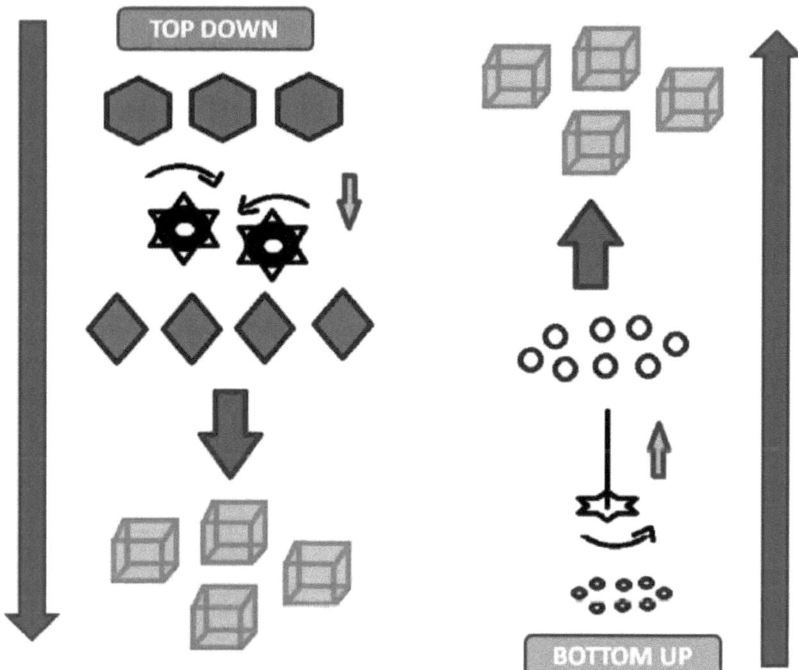

Fig. 8. Principais técnicas de produção de nanocristais

4.1. Tecnologias ascendentes (métodos de precipitação)

Historicamente, por volta de 1980, Sucker desenvolveu os chamados "hidrossóis", propriedade intelectual adquirida pela Sandoz (atualmente Novartis) (List e Sucker, 1988; Suker e Gassmann, 1994). Esta tecnologia é basicamente um processo de precipitação clássico conhecido como "via humida paratum" (VHP), em que o fármaco é dissolvido num solvente e subsequentemente precipitado por mistura com um não-solvente. Obtém-se assim nanopartículas cristalinas de fármacos. Este método requer um controlo rigoroso do processo, evitando o crescimento de cristais (até à gama dos micrómetros), a solubilidade do fármaco em pelo menos um solvente e, evidentemente, o problema dos resíduos de solvente. Devido à complexidade do processo, tanto quanto sabemos, não existem produtos farmacêuticos no mercado baseados nesta tecnologia. Outro processo de precipitação foi desenvolvido por Auweter e Horn (Auweter et al., 1998), conduzindo a nanopartículas amorfas do ativo. As partículas são esféricas devido ao processo de precipitação (Fig.8 à esquerda). Este processo é utilizado pela BASF para produtos desenvolvidos no sector alimentar (por exemplo, Lucarotin® ou Lucantin®, que é uma solução do carotenoide, juntamente com um tensioativo num óleo digerível), e para produtos farmacêuticos pela Soliqs® (AbbottGmbH&Co. KG, Ludwigshafen), anteriormente Knoll/BASF. A designação comercial da Soliqs é NanoMorph®. Teoricamente, uma partícula na gama nano e ao mesmo tempo amorfa é ideal (Auweter et al., 2002); tem o maior aumento na solubilidade de saturação. No entanto, existe o risco de o ativo amorfo poder recristalizar; neste caso, o produto farmacêutico conduz a uma diminuição da biodisponibilidade oral. A recristalização parcial é menos ou nada crítica nos produtos alimentares, pelo que os produtos deste sector já se encontram no mercado, ao passo que nos produtos farmacêuticos, a tecnologia de formulação está disponível, mas ainda não foi introduzida nos produtos. Após a introdução das nanopartículas cristalinas no mercado, as nanopartículas amorfas podem pertencer à segunda geração melhorada, devido à sua velocidade de dissolução superior e à sua maior solubilidade. Outro processo ascendente é a cristalização controlada durante a liofilização (de Waard et al., 2008), que também é considerada adequada para a produção em grande escala (de Waard et al., 2009). No entanto, as principais abordagens incluem a utilização de misturadores estáticos ou micro-misturadores, que simulam as condições de precipitação num pequeno volume (ou seja, simulando condições à escala laboratorial). No caso dos micro-misturadores, o aumento de escala pode ser efectuado de uma forma simples, organizando muitos micro-misturadores em paralelo. Este equipamento é relativamente simples e de custo relativamente baixo (o que não é necessariamente válido para os micromisturadores). Os inconvenientes desta técnica residem no facto de o medicamento ter de ser solúvel em pelo menos um solvente. No entanto, isto é problemático para os medicamentos recentemente desenvolvidos, que são geralmente insolúveis em meios aquosos e orgânicos. Em segundo lugar, este solvente tem de ser miscível com pelo menos um não solvente. Os resíduos do solvente têm de ser removidos, aumentando assim os custos de produção. No caso dos nanocristais, é necessário ter cuidado

4.1.1. Tecnologia NanoMorphs

O nanomorfo é o método de precipitação desenvolvido para aumentar a taxa de dissolução e a solubilidade. As nanopartículas de caroteno foram desenvolvidas para a indústria alimentar, por exemplo, Leucarotin® ou Lucantin® (BASF). Para a sua preparação, misturou-se uma solução de carotenoide e de tensioativo em óleo digerível com um solvente aquoso adequado. A esta solução foi adicionado um coloide protetor. O carotenoide foi estabilizado e localizado na fase oleosa desta emulsão o/w. Esta emulsão foi então liofilizada. A análise de raios X do produto liofilizado revelou que cerca de 90% do carotenoide se encontrava no estado amorfo. Estas partículas foram designadas nanomorfos (Nanomorph®). Verificou-se que estas tinham uma solubilidade de saturação mais elevada quando comparadas com o material cristalino. Atualmente, não existe no mercado nenhum produto farmacêutico baseado nesta tecnologia.

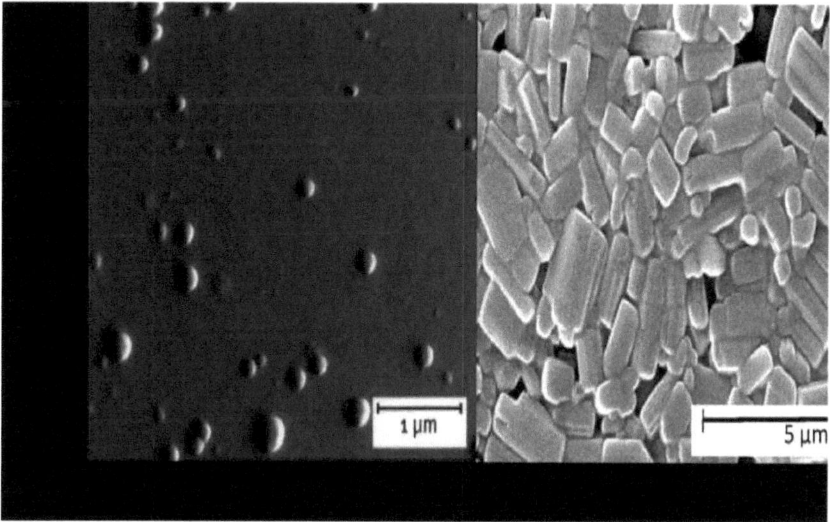

Fig. 8. Nanopartículas de fármacos Nanomorph® (à esquerda) - são esféricas devido ao estado amorfo (cortesia de Soliqs/Ludwigshafen), e nanopartículas cristalinas de forma cúbica (nanocristais, à direita) (modificado após Bohm, 1999, Ref. Shigokar e Muller, 2010).

4.2. Tecnologias Top Down (Cominuição)

4.2.1 Métodos de fresagem: Fresagem de pérolas/esferas:

Nesta técnica, o medicamento, juntamente com o meio de moagem, o meio de dispersão (geralmente água) e o estabilizador, é introduzido na câmara de moagem. As bolas de moagem ou pequenas pérolas são utilizadas como meios de moagem. O movimento do meio de moagem gera forças de cisalhamento elevadas e forças de impacto que conduzem à redução do tamanho das partículas. Esta tecnologia foi desenvolvida por Merisko-Liversidge et al. (2003). As pérolas ou esferas são constituídas por cerâmica (dióxido de zircónio estabilizado com cério ou ítrio), vidro, aço inoxidável ou esferas revestidas com resina de poliestireno altamente reticulada. São utilizados os dois princípios básicos da moagem. O material de moagem pode ser movido por um agitador ou o recipiente completo pode ser movido num movimento complexo. Neste último método, os grandes lotes são difíceis de processar, pelo que os moinhos que utilizam agitadores são geralmente preferidos para grandes lotes. O tempo de moagem depende, no entanto, de vários factores, tais como a dureza dos fármacos, o teor de tensioactivos, a viscosidade, a temperatura, o consumo de energia e a dimensão do meio de moagem. O tempo de moagem pode durar de 30 minutos a várias horas. As vantagens da moagem Pearl incluem o baixo custo, a tecnologia simples e a capacidade de produção em grande escala. As desvantagens associadas a este processo são a erosão do material de moagem, que conduz à contaminação do produto, a aderência do produto à superfície interna do moinho e à superfície das pérolas de moagem, os longos tempos de moagem (no caso de fármacos duros), o potencial crescimento de germes na fase aquosa (quando a moagem é prolongada), o tempo e os custos associados ao processo de separação do material de moagem da suspensão de nanopartículas de fármacos, especialmente quando se produzem produtos estéreis por via parentérica. Buchmann et al (1996) referiram a formação de micropartículas de vidro quando se utilizam esferas de vidro como meio de moagem. A erosão das esferas de vidro pode ser reduzida quando estas são revestidas com resina de poliestireno altamente reticulada. O desperdício do fármaco devido à aderência à superfície de moagem é significativo no caso de fármacos muito dispendiosos, especialmente quando são processadas quantidades muito pequenas. Os primeiros quatro produtos comercializados que contêm nanocristais, como o Rapamune® , o Emend® , o Tricor® e o Megace ES® , foram preparados pela tecnologia de moagem Pearl da Elan nanosystems.

4.2.1.1   A tecnologia   clássica NanoCrystals®

Esta tecnologia utiliza um moinho de esferas ou um moinho de pérolas para conseguir a diminuição do tamanho das partículas. Os moinhos de bolas já são conhecidos desde a primeira metade do século XX para a produção de suspensões ultrafinas (Pahl 1991). Meio de moagem, meio de dispersão (geralmente água), estabilizador

e o fármaco são carregados para a câmara de moagem. As forças de cisalhamento do impacto, geradas pelo movimento do meio de moagem, levam à redução do tamanho das partículas. Em contraste com a homogeneização a alta pressão, é uma técnica de moagem de baixa energia. São utilizadas pérolas de moagem mais pequenas ou maiores como meios de moagem. As pérolas ou bolas consistem em cerâmica (dióxido de zircónio estabilizado com cério ou ítrio), aço inoxidável, vidro ou esferas revestidas com resina de poliestireno altamente reticulada. A erosão do material de moagem durante o processo de moagem é um problema comum desta tecnologia. Para reduzir a quantidade de impurezas causadas pela erosão do meio de moagem, as esferas de moagem são revestidas (Bruno et al 1992). Outro problema é a aderência do produto à superfície interna do moinho (que consiste principalmente na superfície das pérolas de moagem e na superfície do próprio moinho). Existem dois princípios básicos de moagem. Ou o meio de moagem é movido por um agitador, ou o recipiente completo é movido num movimento complexo que leva consequentemente a um movimento do meio de moagem. Quando se assume que 76% dos volumes da câmara de moagem (valor máximo na embalagem hexagonal) vão ser preenchidos com material de moagem, é difícil produzir lotes maiores quando se move o recipiente completo, pelo que os moinhos com agitadores são utilizados para moinhos de grandes dimensões para grandes lotes. O tempo de moagem depende de muitos factores, tais como a concentração de tensioativo, a dureza do medicamento, a viscosidade, a temperatura, o consumo de energia e o tamanho do material de moagem. O tempo de moagem pode durar de cerca de 30 minutos a horas ou vários dias (Merisko- Liversidge et al., 2003). Esta tecnologia é uma importante tecnologia de redução do tamanho das partículas, comprovada por quatro medicamentos aprovados pela FDA que a utilizam e que serão objeto de análise mais adiante neste texto. O tempo de moagem pode durar de cerca de 30 minutos a horas ou vários dias. Esta é uma importante tecnologia utilizada industrialmente para a redução do tamanho das partículas, comprovada pelos produtos aprovados pela FDA (Tabela 1). Normalmente, a produção à escala laboratorial pode ser efectuada com 100 mg ou menos de IFA, utilizando o sistema Nanomill® (elan Drug Discovery, PA, EUA). A forma química do IFA tem de ser considerada para os ensaios laboratoriais, sendo normalmente preferível a forma neutra. Podem ser produzidos volumes de produção superiores a 5 L (modo de fluxo) utilizando o Dynomill (Glen Mills, Inc. Cliffton, NJ, EUA) com câmaras de 300 e 600 ml. Também estão disponíveis moinhos de maiores dimensões (por exemplo, moinhos Netzsch (Netzsch Inc., Exton, PA, EUA)), por exemplo, em câmaras de 2, 10 e 60 L. É possível aumentar a escala com um moinho de pérolas, mas existe uma certa limitação no tamanho do moinho devido ao seu peso. Para produzir lotes maiores, os moinhos podem ser configurados no modo de circulação. A tecnologia NanoCrystal® expandiu com êxito a utilização de nanosuspensões para administração oral, por inalação, intravenosa, subcutânea, intramuscular e ocular (Merisko-Liversidge e Liversidge, 2008).

4.2.2   Homogeneização a alta pressão

Os três processos básicos utilizados são a tecnologia de microfluidificadores (tecnologia IDD-P^{TM}) baseada no princípio do fluxo de jato (Haynes, 1992), homogeneização por pistão em água (tecnologia Dissocubes®, SkyePharma) (Muller et al., 1992) ou, em alternativa, em meios não aquosos ou com redução de água (tecnologia Nanopure®, anteriormente PharmaSol GmbH, Berlim, atualmente Abbott Laboratories) (Muller et al., 2001b). O princípio básico da homogeneização é descrito esquematicamente na Fig.9.

4.2.2.1   A tecnologia Microfluidizer baseia-se no princípio do fluxo de jato e pode gerar pequenas partículas através da colisão frontal de dois fluxos de fluido numa câmara de tipo Y ou Z sob pressões até 1700 bar. As correntes de jato provocam a colisão de partículas, forças de cisalhamento e forças de cavitação (Microfluidizer®, Microfluidics Inc.). Muitas vezes, é necessário um número relativamente elevado de ciclos (50-100 passagens) para obter uma redução suficiente do tamanho das partículas. A SkyePharma Canada Inc. (antiga empresa canadiana Research Triangle Pharmaceuticals (RTP)) utiliza este princípio na sua tecnologia Insoluble Drug Delivery-Particles (IDD-P^{TM}) para obter a produção de partículas submicrónicas de medicamentos pouco solúveis (Keck e Muller, 2006). O produto no mercado é o Triglide® , fenofibrato (Quadro 1).

Aqui, o tamanho das partículas é reduzido devido à colisão e cavitação das partículas com elevada força de cisalhamento. O mesmo pode ser conseguido utilizando homogeneizadores de jato, como o microfluidificador (Microfluidizer® Microfluidics Inc.). A câmara de colisão pode ter a forma de um Y ou de um Z. São necessários tensioactivos ou fosfolípidos para estabilizar o tamanho de partícula desejado. O microfluidificador pode ser utilizado para a produção de nanosuspensões de fármacos moles. No entanto, esta técnica não é muito conveniente para a produção em grande escala, uma vez que é necessário um grande número de ciclos (50 a 100 passagens) para uma redução suficiente do tamanho das partículas. Esta técnica é conhecida pela produção de partículas submicrónicas de fármacos pouco solúveis e foi designada IDD-P^{TM} (Insoluble Drug Delivery-Particle Technology).

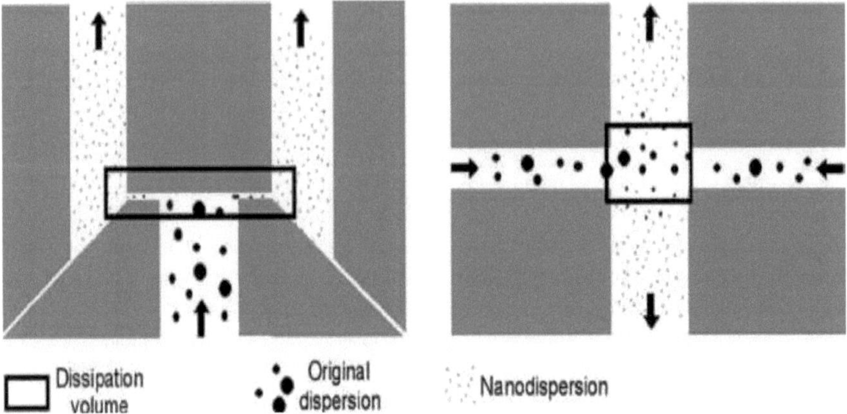

Fig. 9. Princípios básicos de homogeneização: pistão-gap (esquerda) e arranjo de jato (direita). No homogeneizador de pistão, a macrossuspensão proveniente do recipiente da amostra é forçada a passar através de uma pequena fenda (por exemplo, 10 mm), a diminuição das partículas é afetada pela força de cisalhamento, cavitação e impactação. Nos homogeneizadores de fluxo de jato, a colisão de dois fluxos de alta velocidade leva à diminuição das partículas principalmente por forças de impacto (Gupta e Kompella 1999).

Esta tecnologia de homogeneização por fenda de pistão foi desenvolvida por Muller et al. e adquirida pela SkyePharma em 1999. Nesta técnica, o medicamento em pó é disperso numa solução aquosa de tensioativo, que é depois forçada por um pistão através de uma pequena fenda de homogeneização sob alta pressão. A largura da fenda é ajustada de acordo com a viscosidade da suspensão e a pressão aplicada e situa-se geralmente no intervalo de 5 a 20 gm. De acordo com a equação de Bernoulli, a elevada velocidade de escoamento da suspensão provoca um aumento da pressão dinâmica, que é compensado por uma redução da pressão estática. Assim, a água começa a ferver na fenda à temperatura ambiente, levando à formação de bolhas de gás. A formação de bolhas de gás leva a ondas de pressão que desintegram os cristais. Quando o líquido deixa a fenda de homogeneização, a pressão estática aumenta para a pressão normal do ar e as bolhas de gás colapsam. Este processo de formação e implosão de bolhas de gás é chamado de cavitação. Há uma diminuição do tamanho das partículas devido às elevadas forças de cisalhamento, ao fluxo turbulento e ao enorme poder destas ondas de choque. Esta técnica foi utilizada para a produção de nanosuspensão de artemisinina e quercetina utilizando Tween 80 como estabilizador (0,5-2,5% w/w). A utilização de água como meio de dispersão tem algumas desvantagens, como a hidrólise de fármacos sensíveis à água e problemas durante a fase de secagem. No caso de fármacos termolábeis ou de fármacos com baixo ponto de fusão, a remoção da água exige a utilização de técnicas como a liofilização, que são bastante dispendiosas. Por conseguinte, a tecnologia Dissocubes® é mais adequada quando se pretende formular suspensões aquosas de nanocristais para fármacos pouco solúveis em meios aquosos e orgânicos. Outra vantagem deste método é o facto de permitir a produção asséptica de nanosuspensões para uso parentérico. Foram preparadas suspensões de nanocristais de ciclosporina, paclitaxel, anfidicolina, bupravaquona, azodecarbonamida e prednisolona utilizando esta técnica. Os dois principais inconvenientes associados a este método são o elevado custo de instalação e manutenção dos equipamentos e a necessidade de pré-processamento dos fármacos (por exemplo, micronização).

4.1.1.1. Homogeneização por pistão em misturas com redução de água ou em meio não aquoso
É possível efetuar todo o processo em meios não aquosos para proteger os medicamentos da hidrólise. A utilização de óleos, PEG ou polietilenoglicóis fundidos a quente pode ser diretamente introduzida em cápsulas de gelatina ou HPMC (Keck et al 2004). Para dar uma visão completa das tecnologias disponíveis, estão também disponíveis os seguintes métodos. A empresa Baxter utiliza para a sua tecnologia NanoEdge™ um passo de precipitação com um passo de recozimento subsequente através da aplicação de alta energia, por exemplo, alto cisalhamento e/ou energia térmica (Kipp et al 2003). A PharmaSol utiliza na sua tecnologia Nanopure XP um passo de pré-tratamento com homogeneização subsequente para produzir partículas muito inferiores a 100 nm (Muller e Moeschwitzer 2005). Os nanocristais de fármacos com um tamanho de cerca de 50 nm e inferior são nitidamente mais pequenos do que o comprimento de onda da luz visível, pelo que as nanosuspensões são translúcidas. Entre outras tecnologias, os seguintes métodos de fluido supercrítico são mencionados apenas por razões de exaustividade. Expansão rápida de solução supercrítica (RESS), expansão rápida de solução supercrítica para solução aquosa (RESAS), dispersão melhorada de solução pelos fluidos supercríticos (SEDS), congelação por pulverização em líquido (SFL), precipitação evaporativa em solução aquosa (EPAS) e extração por solvente em aerossol (ASES) (Muller e Bleich 1996; Lee et al 2005). A utilização de meios não aquosos é vantajosa para os fármacos que sofrem hidrólise na água. Os diferentes meios utilizados para a homogeneização incluem óleos, misturas de água e glicerol, polietilenoglicóis, misturas de água e álcool, etc. Estes meios de dispersão têm uma baixa pressão de vapor. A pressão estática no espaço de homogeneização não desce abaixo da pressão de vapor do líquido, pelo que o líquido não entra em ebulição e não ocorre cavitação. Mesmo sem cavitação, ocorre uma redução de tamanho suficiente para a gama nano. As forças responsáveis pela diminuição do tamanho são a colisão de partículas e as forças de cisalhamento que ocorrem num fluido altamente turbulento na fenda38. A homogeneização utilizando a tecnologia Nanopure® é semelhante ou mais eficiente a uma temperatura mais baixa, ou seja, a uma temperatura abaixo do ponto de congelação da água. As matrizes não aquosas fundidas, como o PEG 6000, que são sólidas à temperatura ambiente, também podem ser utilizadas como meio de homogeneização. Isto leva à fixação dos nanocristais de fármacos na matriz sólida e minimiza o contacto com os cristais e o seu subsequente crescimento. Os nanocristais de fármacos dispersos em PEG líquidos (como o Miglyol 812 ou 829) ou em óleos podem ser diretamente colocados em cápsulas de gelatina ou HPMC como nanosuspensão de fármacos39. Os nanocristais têm sido utilizados como pó para a produção de formas de dosagem sólidas, como comprimidos e granulados. A preparação de formas de dosagem oral sólidas a partir da suspensão de nanocristais exige a remoção do meio de dispersão dos nanocristais. O meio de dispersão é removido por liofilização ou secagem por pulverização.

4.1.1.2. A tecnologia Nanopure
Trata-se de outra abordagem que utiliza o homogeneizador de pistão (anteriormente PharmaSol GmbH, atualmente Abbott). Esta tecnologia utiliza um meio de dispersão primário, líquidos não aquosos, por exemplo, óleos, PEG líquido e sólido (fundido), ou meios reduzidos a água (por

exemplo, misturas de glicerol-água, etanol-água) e, opcionalmente, homogeneização a baixas temperaturas. Estes meios têm uma baixa pressão de vapor, a cavitação ocorre de forma muito limitada ou não ocorre de todo. Na homogeneização à temperatura ambiente, a água começa a ferver, ou seja, a pressão estática na água é reduzida para a pressão de vapor da água a 20 °C, sendo 23,4. Por exemplo, a pressão de vapor do óleo Miglyol 812 é de apenas 0,01 hPa (=0,01 mbar) a 20 °C, ou seja, mais de 2000 vezes inferior. Por conseguinte, quando a água apresenta cavitação, o óleo não o faz. Mesmo sem cavitação, a diminuição do tamanho é suficiente devido às forças de cisalhamento, colisões de partículas e turbulências. As baixas temperaturas opcionais permitem o processamento de medicamentos sensíveis à temperatura, para além de que, a temperaturas mais baixas, os materiais são mais frágeis. O produto final das nanosuspensões em óleo ou PEG pode ser diretamente colocado em cápsulas de gelatina ou HPMC. A tecnologia utiliza meios de dispersão com uma baixa pressão de vapor e, opcionalmente, homogeneização a baixas temperaturas. A cavitação no espaço de homogeneização é muito pequena ou inexistente. Mesmo sem cavitação, a diminuição do tamanho foi suficiente (Bushrab e Muller 2003). As forças de cisalhamento restantes, as colisões de partículas e as turbulências são suficientes para obter nanopartículas. As baixas temperaturas opcionais durante a homogeneização permitem o processamento de medicamentos lábeis à temperatura (Muller et al 2002).

Se compararmos três técnicas de homogeneização, a tecnologia Microfluidizer pode gerar pequenas partículas através de uma colisão frontal de duas correntes de fluido sob pressões até 1700 bar (Bruno e McIlwrick 1999). Isto leva à colisão de partículas, forças de cisalhamento e também forças de cavitação (Tunick et al 2002). Isto pode ser conseguido com homogeneizadores de jato, como o microfluidizador (Microfluidizer®, Microfluidics Inc.). A câmara de colisão pode ser concebida em duas formas, sendo do tipo Y ou do tipo Z. Os tensioactivos são necessários para estabilizar o tamanho de partícula desejado. Infelizmente, é necessário um número relativamente elevado de ciclos (50 a 100 passagens) para uma redução suficiente do tamanho das partículas. A SkyePharma Canada Inc. (anteriormente RTP Inc.) utiliza este princípio na sua tecnologia de Partículas de Libertação de Fármacos Insolúveis (IDD-P™) para conseguir a produção de partículas submicrónicas de fármacos pouco solúveis. Em contraste, a tecnologia Dissocubes® utiliza homogeneizadores com abertura de pistão. Esta tecnologia foi desenvolvida por Muller e colegas (1995, 1999) e posteriormente adquirida pela SkyePharma PLC. Trata-se da produção de suspensões de nanopartículas em água à temperatura ambiente. Um fármaco em pó é disperso numa solução aquosa de tensioativo e subsequentemente forçado por um pistão através da pequena fenda de homogeneização com pressões que vão até 4000 bar, tipicamente 1500 a 2000 bar. A largura da fenda de homogeneização, dependendo da viscosidade da suspensão e da pressão aplicada, varia de aproximadamente 5 a 20 µm (Moschwitzer 2005). A alta velocidade de fluxo resultante da suspensão causa um aumento na pressão dinâmica que é compensada por uma redução na pressão estática abaixo da pressão de vapor da fase aquosa (de acordo com a lei de Bernoulli (Muller et al 1995). A formação de bolhas de gás ocorre porque a água começa a ferver à temperatura ambiente. Estas bolhas de gás colapsam imediatamente quando o líquido deixa o espaço de homogeneização, estando novamente sob a pressão normal do ar de 1 bar. Este fenómeno de formação e implosão das bolhas de gás é designado por cavitação, resultando em ondas de choque. As partículas de fármaco são reduzidas em tamanho devido às elevadas forças de cisalhamento, ao fluxo turbulento e ao enorme poder destas ondas de choque (Muller et al., 2001). Naturalmente, a utilização de água pode ter desvantagens, por exemplo, a hidrólise de fármacos sensíveis à água e problemas durante as etapas de secagem subsequentes (como a remoção de demasiada água). Quando aplicado a medicamentos com um ponto de fusão baixo, o processo de secagem pode exigir técnicas dispendiosas como a liofilização. Por conseguinte, a tecnologia é mais adequada para a formulação de suspensões aquosas de nanocristais (Muller et al., 2003).

4.3. Tecnologias de combinação

As nanopartículas de fármacos precipitadas apresentam frequentemente a tendência para continuar o crescimento de cristais até ao tamanho de cristais micrométricos. Além disso, dependendo das condições de precipitação, as partículas são completamente amorfas, parcialmente amorfas ou completamente cristalinas. Para garantir a estabilidade a longo prazo do estado cristalino, a abordagem mais fácil é ter partículas na modificação cristalina de baixa energia. As partículas amorfas ou parcialmente amorfas correm o risco de recristalização desta fração amorfa, seguida de uma diminuição da biodisponibilidade. Ambos os problemas, evitar o crescimento de mais cristais e a incerteza do estado cristalino/amorfo, foram resolvidos combinando a precipitação com uma segunda etapa de adição de alta energia. Na patente, é demonstrado que as partículas precipitadas continuam o crescimento de cristais se não forem submetidas à etapa de alta energia do processo patenteado. Em geral, a suspensão de partículas precipitadas é subsequentemente homogeneizada, o que pode basicamente preservar a gama de tamanhos das partículas obtidas após o passo de precipitação. Para além disso, este processo de "recozimento" converte todas as partículas precipitadas em material cristalino. Este facto elimina todas as preocupações relativas à estabilidade física do material amorfo. Os nanocristais de fármacos possuem um estado cristalino definido. Todos os princípios básicos delineados para a precipitação e para a homogeneização a alta pressão são também válidos para esta tecnologia combinada. Isto significa que esta tecnologia só pode ser aplicada a fármacos que sejam, pelo menos, solúveis num solvente, onde exista um segundo solvente não miscível disponível para o processo de precipitação. Além disso, devem ser utilizados solventes de baixa toxicidade para evitar quaisquer problemas regulamentares com resíduos de solventes. Normalmente, a precipitação é efectuada em água, utilizando solventes miscíveis com água, como o metanol, o etanol e o isopropanol. Apesar de solventes como o etanol poderem ser tolerados até um certo ponto em formulações líquidas orais ou parenterais, é desejável removê-lo. A tendência básica é dispor de formulações sem etanol (por exemplo, os extractos etanólicos de plantas estão a ser continuamente substituídos por extractos de base aquosa). A remoção do solvente é relativamente fácil à escala laboratorial (por exemplo, por fluxo contracorrente), mas é mais problemática quando se produzem lotes maiores de, por exemplo, um tom. Para a produção de formulações orais secas ou granulados, os solventes serão evaporados com a água durante o processo de secagem dos comprimidos ou dos granulados. Pode resumir-se que esta tecnologia combinada parece eliminar alguns problemas do processo de precipitação, mas outros, como o solvente, permanecem. Para além disso, os processos combinados são mais dispendiosos do que os processos de uma etapa, especialmente quando se produzem produtos parenterais estéreis.

4.3.1. A tecnologia NANOEDGE [TM]

As tecnologias combinadas combinam uma etapa de pré-tratamento com uma etapa subsequente de alta energia, por exemplo - mas não necessariamente - homogeneização a alta pressão. A tecnologia NANOEDGE[TM] da Baxter utiliza uma primeira etapa clássica de precipitação com uma etapa subsequente de recozimento através da aplicação de alta energia, por exemplo, homogeneização a alta pressão (Kipp et al., 2001). De acordo com as reivindicações da patente, a etapa de recozimento impede o crescimento dos nanocristais precipitados. O recozimento é definido na presente invenção como o processo de conversão de matéria que é termodinamicamente instável numa forma mais estável através da aplicação única ou repetida de energia (calor direto ou tensão mecânica), seguida de relaxamento térmico. Esta redução de energia pode ser conseguida através da conversão da forma sólida de uma estrutura de rede menos ordenada para uma mais ordenada. Em alternativa, esta estabilização pode ocorrer através de uma reordenação das moléculas de tensioativo na interface sólido-líquido. Isto confirmou que, quando as nanopartículas de fármaco são produzidas apenas pelo método de precipitação, as nanopartículas precipitadas têm tendência para crescer. Além disso, as partículas precipitadas podem ser amorfas ou parcialmente amorfas. Após a conservação, as partículas amorfas podem voltar a cristalizar-se, o que pode levar a uma diminuição da biodisponibilidade do fármaco. A tecnologia combinada, por outro lado, tem o potencial de ultrapassar estes problemas, em primeiro lugar, pela prevenção do crescimento de cristais e, em segundo lugar, pela redução da incerteza da formação do estado cristalino ou amorfo, uma vez que o processo de recozimento converte todas as partículas precipitadas para o estado cristalino. Um problema é a utilização de solventes orgânicos na fase de precipitação. No caso da produção em grande escala, é necessário remover quantidades relativamente grandes de solvente e a remoção tem de ser efectuada num processo de produção estéril, o que torna o processo ainda mais complicado e dispendioso. Os desenvolvimentos da Baxter centram-se principalmente nos injectáveis i.v.. Devido à potencial deterioração da estabilidade das nanosuspensões aquosas por esterilização terminal (autoclavagem, irradiação), em geral a produção tem de ser efectuada em condições assépticas, incluindo a linha de homogeneização. A tecnologia Nanoedge™ é particularmente adequada para medicamentos solúveis em meios não aquosos com baixa toxicidade, como a N-metil-2-pirrolidinona. Mas a desvantagem deste método é o seu custo, especialmente no caso da preparação de produtos parenterais estéreis.

4.4. Tecnologia de nanocristais de segunda geração

Os nanocristais de fármacos podem ser produzidos por tecnologias ascendentes (métodos de precipitação) ou, em alternativa, por tecnologias descendentes (métodos de redução do tamanho). Atualmente, os métodos mais viáveis do ponto de vista industrial são as tecnologias descendentes, sendo todos os produtos no mercado produzidos por redução de tamanho. Os dois principais processos são a moagem de bolas (tecnologia NanoSystems/elan) e a homogeneização a alta pressão, quer em água (SkyePharma, Baxter Healthcare) quer em meios não aquosos com redução de água (PharmaSol/Berlin). As desvantagens do processo de moagem de bolas são os tempos de moagem relativamente longos no caso de material medicamentoso duro, a capacidade limitada de aumento de escala (o peso do moinho de bolas e o material de moagem limitam o tamanho máximo) e a potencial contaminação do material de moagem pela erosão das pérolas de moagem. A produção de nanocristais por homogeneização a alta pressão (HPH) requer normalmente 10-20 ciclos de homogeneização a pressões de, por exemplo, 1000-1500 bar. A contaminação por metais do homogeneizador não é obviamente um problema (Krause et al. 2000). No entanto, apesar de se utilizar um homogeneizador de alta capacidade com uma tonelada de produto por hora, seria desejável acelerar a produção através da redução do número de ciclos de homogeneização. Um produto interessante de nanopartículas de fármacos é o NanoMorph®, nanopartículas amorfas de fármacos. Estas são produzidas por um processo de precipitação controlada, dando origem a nanopartículas esféricas e amorfas (Soliqs/Alemanha). Do ponto de vista teórico, constituem o melhor princípio de formulação porque os materiais amorfos possuem, em geral, uma solubilidade cinética de saturação mais elevada do que os materiais cristalinos. Em geral, o material amorfo possui uma solubilidade de saturação mais elevada em comparação com o material cristalino; por exemplo, o itraconazol amorfo tem uma solubilidade 60 vezes mais elevada do que no estado cristalino (Cha et al. 2002). Por conseguinte, para obter a máxima supersaturação, as nanopartículas de fármacos ideais não devem ser cristalinas (nanocristais de fármacos), mas sim amorfas (tecnologia Nanomorph). O pré-requisito para utilizar esta abordagem é que o estado amorfo possa ser preservado (Fig. 8). No entanto, foi demonstrado que é possível preservar as condições amorfas ou as soluções sólidas durante o prazo de validade dos produtos farmacêuticos (por exemplo, a tecnologia SDD da Pfizer, dispersões secas por pulverização) (Beyerinck et al. 2005; Lee et al. 2007).

As nanopartículas de fármacos são um princípio de formulação para todos os fármacos pouco solúveis para os quais a velocidade de dissolução é o passo limitador da taxa de absorção e, por conseguinte, a razão para uma biodisponibilidade oral demasiado baixa. O aumento da área de superfície leva a um aumento da velocidade de dissolução de acordo com a equação de Noyes-Whitney. Um facto frequentemente ignorado no passado é o aumento da solubilidade de saturação dos compostos nanonizados em comparação com as partículas micrométricas, precisamente o aumento da solubilidade de saturação cinética. A base para isto é a equação de Kelvin que descreve a pressão de vapor em função da curvatura das gotículas de líquido numa fase gasosa. Em comparação com os cristais micrométricos, os nanocristais conduzem a uma solução supersaturada. Esta situação é metaestável, o que significa que, em função do tempo, a cristalização será iniciada, os cristais grandes precipitarão e o sistema regressará ao estado termodinamicamente estável da solubilidade de saturação dos cristais micrométricos. No entanto, em geral, a duração deste estado supersaturado é suficiente para a absorção oral. Em geral, o material amorfo possui uma solubilidade de saturação mais elevada em comparação com o material cristalino, por exemplo, o itraconazol amorfo tem uma solubilidade 60 vezes mais elevada do que no estado cristalino (Cha et al. 2002). Por conseguinte, para obter a máxima supersaturação, as nanopartículas de fármacos ideais não devem ser cristalinas (nanocristais de fármacos), mas sim amorfas (tecnologia Nanomorph). O pré-requisito para utilizar esta abordagem é que o estado amorfo possa ser preservado. No entanto, foi demonstrado que é possível preservar as condições amorfas ou as soluções sólidas durante o prazo de validade dos produtos farmacêuticos (por exemplo, a tecnologia SDD da Pfizer, dispersões secas por pulverização) (Beyerinck et al. 2005; Lee et al. 2007).

Vantagens da tecnologia de segunda geração

Produção mais rápida de nanocristais
Para obter nanocristais de segunda geração com propriedades melhoradas, foram desenvolvidas tecnologias combinadas para a sua produção. A tecnologia smartCrystal é uma "caixa de ferramentas" de diferentes processos combinados para a produção de nanocristais. Além disso, dentro da caixa de ferramentas smartCrystal, podem ser escolhidas variações adicionais do processo, por exemplo,

homogeneização em misturas de água-etanol ou a adição de aditivos que promovem a diminuição dos cristais. O processo H42 é uma combinação de secagem por pulverização com subsequente homogeneização a alta pressão. No final da síntese do fármaco, na etapa final não é efectuada a cristalização, mas sim a secagem por pulverização da solução do fármaco. O produto obtido, de tamanho micrométrico, seco por pulverização, é então disperso sob agitação numa solução de tensioativo e esta suspensão é passada através de um homogeneizador. As suspensões de nanocristais podem ser obtidas em um ou alguns ciclos de homogeneização (Moeschwitzer 2005). Sem grande esforço adicional na fase de síntese do fármaco, a produção de nanocristais de fármacos é muito mais rápida.

Nanocristais mais pequenos

O limite inferior de tamanho que pode ser atingido em condições industriais de produção em grande escala é de cerca de 200 nm para a moagem de bolas e para a HPH. Aplicando parâmetros de funcionamento especiais e bolas de moagem de tamanho muito pequeno, também é possível obter um tamanho de cerca de 100 nm com a moagem de bolas. No entanto, este é um processo bastante fastidioso. O processo H96 é uma combinação de liofilização e HPH. Mais uma vez, na última etapa da síntese do fármaco não é efectuada a cristalização do fármaco, mas a solução do fármaco é liofilizada. Na etapa seguinte, o produto liofilizado é disperso numa solução de surfactante que é imediatamente passada por um homogeneizador. Obtêm-se assim nanocristais com um tamanho de cerca de 50 nm, como se pode ver, por exemplo, no caso da anfotericina B (Moeschwitzer e Lemke 2005). Estes pequenos nanocristais são interessantes para determinadas aplicações (cf. 4.4).

Maior estabilidade física

Outra variante de processo da tecnologia smartCrystal é a combinação de moagem de bolas e subsequente HPH (processo CT) (Petersen 2006). Não faz sentido efetuar uma redução de tamanho na gama de micrómetros baixos por HPH, caso possam ser utilizadas técnicas de moagem mais simples e mais económicas. Por conseguinte, também para a primeira geração de nanocristais de fármacos foi recomendado micronizar o pó de fármaco, por exemplo, por moagem a jato antes de o homogeneizar. No processo CT, a macrosuspensão é pré-moída utilizando um moinho de bolas. A pré-moagem é efectuada até se obter um diâmetro médio entre 600 nm e 1,5 pm. No processo HPH subsequente, obtém-se uma redução adicional e, ao mesmo tempo, os nanocristais tornam-se mais uniformes, um parâmetro importante para evitar o amadurecimento de Ostwald. Além disso, verificou-se que, ao comparar nanocristais de tamanho semelhante produzidos com um moinho de bolas ou por combinação de moinho de bolas e HPH, o último produto mostrou uma maior estabilidade contra electrólitos (Petersen 2006). Além disso, estas nanosuspensões apresentaram uma maior estabilidade física a longo prazo durante o armazenamento, por exemplo, a hesperidina (Kobierski e Keck 2008).

4.4.1. Tecnologia SmartCrystal ®

A tecnologia smartCrystal® é propriedade da Abbott e é comercializada pela sua empresa de distribuição de medicamentos Soliqs em Ludwigshafen/Alemanha. Trata-se de uma família de vários processos combinados, uma espécie de caixa de ferramentas para fabricar os nanocristais à medida de cada aplicação específica. Esta tecnologia foi inicialmente desenvolvida pela PharmaSol GmbH e foi posteriormente adquirida pela Abbott. Trata-se de uma caixa de ferramentas de diferentes processos combinados em que podem ser escolhidas variações do processo em função das caraterísticas físicas do medicamento (como a dureza). O processo H42 envolve uma combinação de secagem por pulverização e HPH. Os nanocristais de fármacos podem ser produzidos muito mais rapidamente em um ou poucos ciclos de homogeneização. Os processos H69 (precipitação e HPH) e H96 (liofilização e HPH) produzem nanocristais de anfotericina B com um tamanho de cerca de 50 nm41.S. Kobierski et al. (2008)42 produziram nanocristais num processo de duas etapas, ou seja, pré-moagem seguida de homogeneização a alta pressão (HPH). As nanosuspensões de hesperidina ativa para cosméticos foram produzidas por um processo de moagem de bolas e por um processo combinado. Ambas as nanosuspensões preparadas foram mantidas para armazenamento. As nanosuspensões preparadas com a tecnologia SmartCrystal® apresentaram um tamanho menor, indicando melhor estabilidade física. Além disso, a técnica combinada é mais rápida e mais económica em comparação com a HPH isolada.

Moschwitzer e Muller (2005) prepararam pó de acetato de hidrocortisona seco por pulverização a partir de nanosuspensão produzida por HPH com um micron LAB 40 e um monomill planetário "pulverisette 6". O número de ciclos necessários pode ser nitidamente reduzido. Além disso, foi possível obter um tamanho de partícula mais pequeno e uma melhor distribuição do tamanho de partícula. Outra conclusão do estudo foi que a aplicação de diferentes pressões de homogeneização (por exemplo, 300 e 500 bar) foi igualmente eficiente. Por conseguinte, durante a produção em grande escala, podem ser preferidas pressões de homogeneização baixas (300 bar) para reduzir o desgaste da máquina.

4.5. Estabilização de nanocristais

Apesar de oferecerem um conjunto impressionante de vantagens, as dimensões reduzidas dos nanocristais podem, muitas vezes, dar origem a problemas de estabilidade. A enorme área de superfície dos nanocristais resulta numa energia livre ou carga de superfície suficientemente elevada que pode causar atração ou aglomeração. Por vezes, os nanocristais de pequenas dimensões aumentam a solubilidade do fármaco para além do ponto de saturação, o que promove a recristalização em partículas maiores, também conhecida como maturação de Ostwald. Estes processos conduzem, em última análise, à perda irreversível da integridade da formulação. O indicador mais simples da instabilidade associada aos nanocristais é o crescimento do tamanho das partículas. O aumento pode ser monitorizado pelo método de dispersão diferencial da luz sob diferentes conjuntos de condições. Várias técnicas analíticas avançadas, como XRD, DSC, NMR e FTIR, também são utilizadas para avaliar a estabilidade dos nanocristais. Para além do comportamento da formulação durante o prazo de validade, devem ser efectuadas investigações pormenorizadas para validar o perfil de estabilidade in vivo dos nanocristais. Por exemplo, os nanocristais destinados a administração oral devem ser capazes de resistir ao ambiente gastrointestinal agressivo. Do mesmo modo, os parenterais são submetidos a ensaios em fluidos fisiológicos. Além disso, os nanocristais de fármacos insolúveis em água são sempre susceptíveis de precipitação após diluição por fluidos gástricos e outros fluidos corporais após administração no organismo. Foram adoptadas abordagens baseadas na formulação para controlar essas instabilidades. O amadurecimento de Ostwald pode ser negado utilizando um meio de suspensão no qual o bioativo é extremamente insolúvel. A aglomeração de nanocristais pode ser reduzida através da estabilização da superfície utilizando um estabilizador anfifílico adequado com domínios hidrofílicos e hidrofóbicos numa única molécula funcional. O grupo hidrofílico é adequado para aumentar a solubilidade de fármacos pouco solúveis, enquanto o grupo hidrofóbico confere maior estabilidade às partículas suspensas no meio de dispersão. Um estudo demonstrou que os compostos hidrofílicos com um valor de entalpia muito baixo são estabilizadores menos adequados para o desenvolvimento de nanocristais e que a sua escolha depende da hidrofobicidade da molécula do fármaco em causa (George e Ghosh, 2013). Alguns dos excipientes utilizados para a estabilização de nanocristais são resumidos de seguida:

Poloxâmeros Os poloxâmeros são copolímeros em bloco anfifílicos formados por uma combinação de unidades de óxido de etileno (E; hidrofílico) e de óxido de propileno (P; hidrofóbico) dispostas num arranjo E-P-E. Os poloxamers estão disponíveis em vários graus desenvolvidos utilizando diferentes comprimentos de blocos poliméricos. Apresentam uma gama versátil de aplicações na administração de medicamentos devido aos seus múltiplos efeitos, incluindo a alteração da solubilidade, o aumento da estabilidade e a redução da ligação às proteínas. Não só servem como estabilizadores ideais, mas também presumem a capacidade de quimiossensibilizar as células resistentes a múltiplos fármacos (MDR) (Kabanov et al, 2002), (Deng et al, 2010; Cho et al, 2011). Os poloxamers são certificados como excipiente geralmente reconhecido como seguro (GRAS) e causam consideravelmente uma reação hemolítica negligenciável, pelo que são populares para a administração de fármacos por via intravenosa (Rowe et al, 2006). Têm sido amplamente utilizados para a estabilização de nanocristais (Tang et al, 2013; Cerdeira et al, 2013; Saindane et al, 2013).

Co-polímeros derivados de aminoácidos
A albumina, uma cadeia polipeptídica única de 585 aminoácidos, é geralmente utilizada como agente estabilizador para formulações parentéricas que contêm proteínas e enzimas. A leucina (C6H13NO2) tem sido utilizada como lubrificante e anti-aderente no desenvolvimento de formulações aquosas de nanocristais. Lee et al. tentaram combinar vários co-polímeros derivados de aminoácidos para estabilizar nanocristais constituídos por naproxem. As nanoformulações foram desenvolvidas utilizando duas combinações poliméricas feitas de lisina, leucina e albumina. Destas duas combinações, verificou-se que a lisina (parte hidrofílica) e a leucina (parte hidrofóbica) foram bem sucedidas na obtenção do tamanho e da estabilidade de partículas necessários (Rowe et al, 2006; Lee et al, 2005).

O Brij-78 é um tensioativo não iónico que contém éteres alquílicos de polioxietileno e também é designado por Cremophor. Os nanocristais obtidos através do processamento de oridonina foram estabilizados com Brij-78 por Gao et al (2007a). No entanto, a sua utilização está frequentemente associada a reacções de hipersensibilidade anafiláctica, hiperlipidemia, padrões anormais de lipoproteínas, agregação de eritrócitos e neuropatia periférica (Gao et al, 2007b).

Lecitina São consideradas como uma mistura de fosfatídeos com triglicéridos, ácidos gordos e hidratos de carbono. Devido ao seu conteúdo lipídico, são parte integrante de muitas formulações nutricionais. Quando utilizados na indústria farmacêutica, destacam-se como estabilizadores ou emulsionantes. As suas formas físicas podem variar entre pós ou semi-líquidos com base no seu teor de ácidos gordos livres e possuem também uma boa propriedade de aumento da absorção (Rowe et al, 2006). Sendo derivados de fontes naturais (ovo e soja), são amplamente aceites como estabilizadores para uma variedade de medicamentos.

D-a-Tocoferil polietilenoglicol 1000 succinato (Vitamina E TPGS / TPGS 1000) A vitamina E TPGS, um composto solúvel em água aprovado pela FDA, é um líquido ceroso produzido pela esterificação da vitamina E com PEG 1000. Para além de ser um emulsionante muito bom, tem também a propriedade de inibir a glicoproteína-P (P-gp). Está a ser cada vez mais utilizado para ultrapassar problemas de biodisponibilidade associados a compostos pouco solúveis, especialmente no caso de fármacos anticancerígenos (Hao et al, 2012), onde ajuda a ultrapassar a MDR. O NVS-102 (um composto sintetizado pela Novartis Pharma) foi convertido na sua forma nanocristalina utilizando TPGS como agente estabilizador. Os nanocristais de NVS-102 foram produzidos utilizando a técnica de moagem em meio húmido e foi investigado o efeito da vitamina E TPGS no tamanho e na sua absorção oral. Os resultados encorajadores, representados por uma distribuição estreita do tamanho, succinato de D-a-Tocoferil polietilenoglicol 1000 (Vitamina E TPGS / TPGS 1000)

Polissorbato 80 Um derivado de éster de ácido gordo de polioxietileno sorbitano estabeleceu-se como um importante excipiente farmacêutico. São classificados de acordo com o tipo de porção de ácido gordo que influencia as suas funções. Tem sido utilizado em larga escala como agente ativo de superfície, mas a sua propensão para causar hipersensibilidade (Shelley et al, 1995), redução do peso à nascença em bebés (McKean e Pesce, 1985) e outros efeitos secundários quando utilizado em concentrações elevadas pode, por vezes, ser um impedimento. Por conseguinte, os investigadores tendem frequentemente a utilizar o polissorbato 80 em níveis baixos como estabilizador complementar. Foi experimentado em combinação com poloxómero 188, PVA, PVP e SDS para o desenvolvimento de nanocristais de fenofibrato (Li et al, 2009).

O lauril sulfato de sódio, um sal sódico do éster monododecílico do ácido sulfúrico, é um tensioativo aniónico muito utilizado como agente molhante, mas exerce efeitos tóxicos moderados, incluindo irritação dos olhos, da pele e do estômago. Foi utilizado para desenvolver nanocristais de herpetriona, um agente antiviral extraído do herpetospermum caudigerum, através da técnica de homogeneização a alta pressão seguida de liofilização. Os estudos de difração de raios X do pó revelaram que não houve interação ou alteração da verdadeira natureza do fármaco pelo estabilizador e foi registado um aumento global da biodisponibilidade oral (Guo et al, 2013).

A polivinilpirrolidona (PVP) PVP ou povidona é preparada por reação de acetileno e pirrolidona para formar vinilpirrolidona seguida de polimerização para converter em PVP. Está disponível em diferentes graus de viscosidade e tem uma gama versátil de aplicações, desde aglutinante em comprimidos e cápsulas, formadores de película em soluções oftálmicas, agente mascarador de sabor, redutor de toxicidade e, o mais importante, funciona como estabilizador em suspensões. O PVP K30 foi aplicado como estabilizador para a formação de nanocristais de celecoxib. Foram feitas duas nano-formulações; uma estabilizada com uma combinação de PVP K30 com dodecil sulfato de sódio (SDS) numa proporção de 1:1 e outra com tween 80. Notavelmente, verificou-se que a combinação de estabilizadores não afectou a cristalinidade do fármaco quando caracterizada por DSC, no entanto, foi observada uma redução do ponto de fusão devido à geração de um novo estado cristalino (Dolenc et al, 2009). O PVP K17 e o K12 demonstraram as aplicações versáteis do PVP quando foram experimentados para a preparação de nanocristais de probucol. O estudo estabeleceu o facto de o PVP ou o SDS isoladamente serem incapazes de impedir a aglomeração, enquanto a combinação de ambos resultou numa formulação estável. Neste trabalho, os investigadores utilizaram dois graus diferentes de PVP (K12 e K17) em combinação com SDS e concluíram que foi obtida uma formulação estável com a utilização de PVP K17 e SDS em comparação com PVP K12 e SDS devido a uma cobertura suficiente da superfície do fármaco (Pongpeerapat et al, 2008). Da mesma forma, Douroumis e Fahr provaram que uma mistura de PVP K12 e PVP K17 com hidroxipropilmetilcelulose (HPMC) proporcionava uma excelente estabilidade aos nanocristais de carbamazepina. Registou-se uma melhoria notável na estabilidade da formulação que continha PVP K17 na mistura estabilizadora (Douroumis e Fahr, 2007).

Álcool polivinílico (PVA) As propriedades do PVA solúvel em água dependem do grau de polimerização e da extensão da hidrólise. O PVA parcialmente hidrolisado é geralmente utilizado na indústria farmacêutica. Foi utilizado na formulação de nanocristais estáveis de nitrendipina (um bloqueador dos canais de cálcio de classe II) através do método de precipitação por ultra-sonicação, o que melhorou as caraterísticas de dissolução e, por sua vez, aumentou a biodisponibilidade oral. Foi formulado um total de seis combinações com concentrações variáveis de PVA de 0,1 a 1,5% e verificou-se que a formulação com 0,2% de PVA era suficientemente estável durante um período de seis meses (Xia et al, 2010).

HPMC É um excipiente farmacêutico listado como GRAS amplamente utilizado que encontrou uso especial na formulação de nanocristais e acredita-se que cobre a superfície do cristal de forma eficiente, proporcionando estabilidade suficiente. Em comparação com outros estabilizadores, o seu ponto de fusão relativamente elevado torna-o uma opção robusta para métodos de produção que envolvem temperaturas de processamento elevadas. Recentemente, Ali et al. utilizaram a HPMC como agente estabilizador no processo de moagem em meio de nanocristais de hidrocortisona destinados à administração oftálmica. A HPMC desempenhou um papel fundamental na estabilização dos nanocristais, cobrindo completamente a superfície da partícula seca e conferindo-lhe um baixo potencial zeta. Quando combinado com polissorbato 80 e PVP, conferiu estabilidade à formulação durante um período superior a 2 meses (Ali et al, 2011). Noutro estudo, Figueroa et al. prepararam nanocristais de fenofibrato, naproxem e griseofulvina (medicamento BCS classe II) à base de HPMC. As inferências mostraram que o HPMC foi capaz de manter a cristalinidade dos bioactivos (Figueroa et al, 2012). Hecq et al, utilizaram HPMC para produzir nanocristais de nimodipina utilizando homogeneização a alta pressão. A tecnologia foi utilizada com o objetivo de formular nanocristais para melhorar a taxa de dissolução da nifedipina. A utilização de HPMC de baixo grau de viscosidade proporcionou um efeito estabilizador adequado em comparação com outros agentes activos de superfície como SDS, poloxómero e polissorbatos (Hecq et al, 2005).

Ácido cólico de sódio O pó cristalino branco derivado do ácido biliar é utilizado para estabilizar muitas formulações à base de nanocristais. Em combinação com o poloxómero 188, foi utilizado para estabilizar nanocristais de nimodipina. A nimodipina é considerada um fármaco de eleição para reduzir a morbilidade e a mortalidade no vasoespasmo relacionado com a hemorragia subaracnóidea.

A forma injetável clinicamente disponível do fármaco é administrada com álcool e PEG 4000, o que está associado a numerosas reacções alérgicas. Os nanocristais estabilizados com ácido cólico de sódio ofereceram assim uma nova abordagem em que os excipientes não afectaram negativamente a relação risco-benefício e abriram uma opção para a administração intravenosa de nimodipina (Xiong et al, 2005). Foi também utilizada para a estabilização de nanocristais de ciclosporina (Muller et al, 2006).

4.6. Processamento de nanosuspensão para formar nanocristais

A nanonização de fármacos através de várias técnicas resulta geralmente num produto líquido denominado nanosuspensão. Mas estas nanosuspensões são diretamente utilizadas como produto final apenas em alguns casos especiais, por exemplo, como formas de dosagem pediátricas ou geriátricas. Na maior parte dos casos, é preferível uma forma de dosagem seca (particularmente para administração oral), seja a) por conveniência, b) para conseguir uma administração controlada do fármaco, c) para evitar a degradação do fármaco, d) para permitir uma melhor orientação do fármaco, e) para aumentar a estabilidade física para armazenamento a longo prazo e f) para obter uma suspensão fina não agregada no trato gastrointestinal após administração oral. Nestes casos, a nanosuspensão tem de ser transformada em formas sólidas, que podem ser cristalinas (nanocristais) ou amorfas (nanomorfos). Para o efeito, são utilizadas várias técnicas, como a secagem por pulverização, a liofilização, a peletização ou a granulação

Secagem por pulverização: A secagem por pulverização é um método simples e económico, pelo que é adequado para a produção industrial. Este método é utilizado para a nanosuspensão de fármacos produzida por homogeneização a alta pressão e é uma solução aquosa de materiais de matriz solúveis em água, por exemplo, polímeros (PVP, PEG de cadeia longa ou álcool polivinílico), açúcares (sacarose, lactose) ou álcoois de açúcar como o manitol e o sorbitol. Na etapa seguinte, a nanosuspensão aquosa do fármaco pode ser seca por pulverização em condições adequadas. O pó seco resultante consiste em nanocristais de fármaco incorporados numa matriz solúvel em água. A capacidade de carga do pó sólido com nanocristais de fármaco pode ser ajustada variando as concentrações de tensioactivos na nanosuspensão aquosa original. As vantagens deste método são o facto de os nanocristais de fármacos permanecerem fixos na matriz. O seu contacto físico é evitado, pelo que as probabilidades de instabilidades físicas a longo prazo, como a agregação e a maturação de Ostwald, são minimizadas. Exceder uma determinada capacidade máxima de carga da matriz com nanocristais de fármaco tem um efeito negativo crescente no crescimento dos cristais e na libertação sob a forma de dispersão fina. O pó nanométrico seco por pulverização pode ser colocado em cápsulas de gelatina dura ou saquetas ou pode ser utilizado para fazer comprimidos. As nanopartículas de fármaco produzidas em PEG 600 ou Miglyol podem ser enchidas diretamente em cápsulas de gelatina mole.

Liofilização: Outro método para remover a água da formulação é a liofilização. No entanto, este é um processo complexo e dispendioso e o produto obtido é altamente sensível aos parâmetros do processo. Este método não é adequado para a produção industrial. Uma nova técnica baseada na liofilização foi desenvolvida por de Waard (2010). Nesta técnica, uma mistura de fármaco, solvente e manitol é arrefecida rapidamente, resultando na separação do fármaco sob a forma de nanocristais envoltos numa matriz de manitol. Esta matriz aumenta a estabilidade do fármaco nanocristalizado, sem a qual os cristais podem aderir uns aos outros e formar um grande cristal. De Waard também desenvolveu um método de liofilização por pulverização que permite que o processo seja aplicado à escala industrial. Outro método desenvolvido pelo mesmo autor foi um método de liofilização por pulverização que poderia simplificar a aplicação industrial deste processo. A liofilização de nanopartículas de fármacos produzidas em meios com redução de água pode ser utilizada para produzir FDDS (Fast Dissolving Drug Delivery Systems). Para aplicação parentérica, o Nanopure pode ser liofilizado e reconstituído antes da injeção com meios isotónicos (por exemplo, água com glicerol).

Peletização: São conhecidas várias técnicas de peletização, mas as técnicas mais utilizadas são a) extrusão-esferonização e b) revestimento do fármaco em esferas de açúcar. A técnica de peletização é selecionada com base no teor de fármaco necessário, nas propriedades do fármaco e no equipamento disponível. Independentemente da técnica de peletização aplicada, obtém-se uma forma de dosagem multiparticulada, como um sistema de pellets revestidos. Estas formas de dosagem multiparticuladas apresentam vantagens distintas em relação às formas de dosagem unitárias, tais como um esvaziamento gástrico mais rápido e mais previsível e uma distribuição mais uniforme do fármaco no TGI em diferentes indivíduos.

4.7. Garantir a estabilidade a longo prazo dos nanocristais: O papel da secagem

Apesar da utilização de uma miríade de estabilizadores e das suas intrincadas combinações, a exclusão completa do crescimento de cristais é inevitável. A interação entre a termodinâmica e a cinética molecular é acelerada na presença de um meio de dispersão líquido. Assim, a secagem da formulação líquida de nanocristais é frequentemente necessária em conjunto com estabilizadores para obter uma estabilidade a longo prazo. A remoção do líquido que dispersa os nanocristais pode ser conseguida por dois tipos de processo de secagem: congelamento e pulverização (Figueroa e Boss, 2013; Niwa e danjo, 2013). Estes cristais secos assim obtidos podem ser transformados numa forma de dosagem sólida adequada, como comprimidos ou cápsulas (Salazar et al, 2013; Zuo et al, 2013). Deve ter-se o cuidado de assegurar que as caraterísticas de dissolução rápida dos nanocistais não sejam afectadas durante o processamento acima referido. Em nenhum caso, as propriedades de humidificação e desintegração da dosagem sólida desenvolvida devem desempenhar um papel limitador da taxa na sequência de eventos que ditam a dissolução dos nanocristais (Eerdenbrugh, et al, 2008). Além disso, a incorporação de nanocristais na forma de dosagem de comprimidos está limitada a medicamentos de dose baixa, uma vez que uma dose mais elevada pode causar a agregação dos nanocristais na matriz do comprimido. No que se refere à liofilização, o tipo e a quantidade de crioprotactor desempenham um papel crucial na manutenção das caraterísticas estruturais altamente sensíveis dos nanocristais. A ausência de crioprotactor leva à formação de microfases líquidas não congeladas, resultando na separação de fases em gelo e solução crio-concentrada. Isto provoca a segregação selectiva dos nanocristais nas pequenas bolsas de líquido não congelado, aumentando a probabilidade de agregação das partículas. A quantidade considerável de tensão observada durante a congelação e a desidratação desestabiliza ainda mais o sistema coloidal. Por conseguinte, os formadores de matrizes, como os açúcares solúveis (sacarose, glucose, manitol, trealose, etc.), são adicionados à formulação antes de se proceder à liofilização, o que provoca a imobilização dos nanocristais, formando assim um escudo protetor capaz de suportar o stress mecânico e a agregação (Abdelwahed et al, 2006).

4.8. Questões de aumento de escala na tecnologia de produção

O aumento de escala no que diz respeito ao processo de fabrico de produtos farmacêuticos é uma tradução que envolve a transformação do nível microscópico (molecular) do laboratório para o nível macroscópico (a granel) da produção comercial industrial. Operacionalmente, o rácio de aumento de escala é definido como a taxa de produção em grande escala/taxa de produção em pequena escala. No entanto, no sentido literal, o aumento de escala é um processo que não pode ser detalhado por um rácio tão simples. A conceção e o desenvolvimento do aumento de escala são enfatizados porque não existe um algoritmo enquadrado que possa ajudar os formuladores a prever o desempenho em grande escala de um produto com base no seu comportamento em pequena escala.

O aumento de escala é conseguido através do critério de semelhança, a semelhança entre os três níveis de estudo, laboratório, piloto e produção. Em cada um dos três níveis, espera-se que as especificações e os controlos das matérias-primas, as especificações do produto acabado e em processo e os resultados de bioequivalência de um determinado lote estejam em conformidade com os resultados dos lotes anteriores (Levin, 2002). A Fig. 10 descreve as preocupações de semelhança que devem ser tidas em conta ao planear um aumento de escala. O sucesso do desenvolvimento de qualquer formulação depende da sua transferibilidade para a grande escala e todos os produtos NC já no mercado podem ter sido concebidos tendo em mente a produção industrial desde o seu desenvolvimento à escala laboratorial. Além disso, uma formulação/método escalável permanecerá robusta em todos os três níveis de estudo, o laboratório, o piloto e a indústria. Com base no facto acima referido, surgiu o nosso interesse em rever os esforços envolvidos em trabalhos de investigação baseados no aumento de escala, uma vez que acreditamos que o estudo dos perfis de sucesso de formulações/métodos escaláveis pode aumentar as taxas de otimização precoce dos principiantes no campo. A literatura mostra que existem algumas investigações deste tipo em NCs. Srivali e Mishra analisaram todos os trabalhos de investigação listados como estudos de caso. Cada um destes trabalhos tinha a escalabilidade como objetivo ou o aumento de escala como objetivo futuro, a fim de colocar os esforços desses trabalhos de investigação como estudos de caso, uma vez que a análise desses estudos de investigação pode contribuir com certos conhecimentos benéficos para a realização de mais trabalhos de investigação sobre nanocristais baseados no aumento de escala. A fim de evitar um resumo monótono dos trabalhos de investigação e tendo em conta a conveniência do leitor, as secções apresentam uma análise exaustiva dos trabalhos de investigação com a escalabilidade como objetivo ou o aumento de escala como âmbito futuro, a compreensão de cada um dos trabalhos de investigação é apresentada em cinco secções que abrangem o processo (método), o equipamento, a formulação, a estabilidade e o resumo dos trabalhos (Srivali e Mishra, 2014).

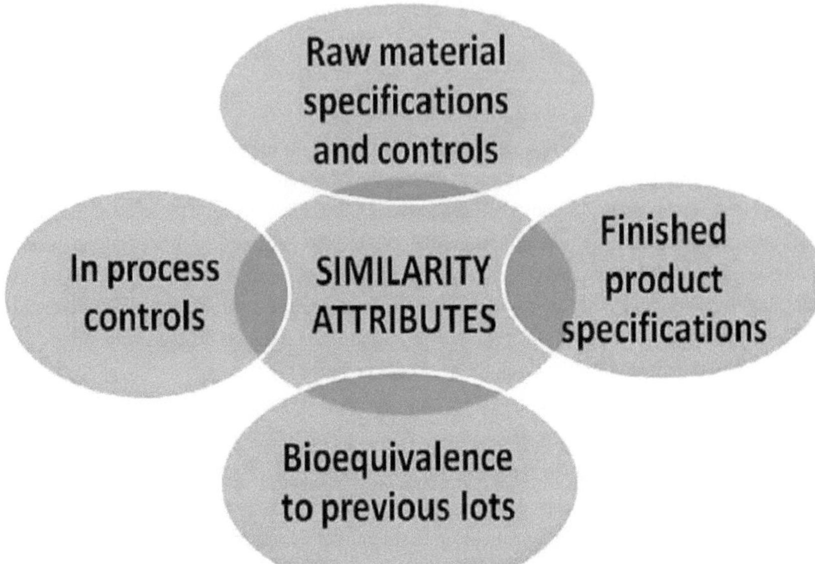

Figura 10. Conjunto de atributos do produto cuja semelhança é crítica durante um processo de aumento de escala.

CAPÍTULO 5

Caracterização de nanocristais

O desenvolvimento de produtos nanométricos requer várias técnicas analíticas. Durante toda a sequência de desenvolvimento de um API, é essencial para o sucesso do programa controlar os atributos críticos de qualidade do medicamento.

Para um medicamento que contenha um IFA nanométrico, é óbvio que o tamanho das partículas, bem como outras propriedades físico-químicas do IFA, têm de ser cuidadosamente monitorizados em todas as fases. No entanto, a análise do tamanho das partículas é apenas um aspeto que não deve ser considerado separadamente de outros, como a análise do estado sólido ou as propriedades da superfície. Os vários métodos de produção de nanocristais de medicamentos podem resultar num estado sólido modificado do IFA no medicamento final. Por exemplo, os métodos de precipitação (bottom-up) resultam frequentemente num IFA amorfo, o que pode ser benéfico para uma melhoria adicional da taxa de dissolução. A maior taxa de solubilização não é apenas influenciada pelo tamanho reduzido das partículas, mas também por um efeito de supersaturação de um IFA num estado sólido amorfo. Só a combinação dos resultados de diferentes técnicas permitirá ao programador compreender o sistema e tirar conclusões sobre factores como a estabilidade física, etc. Por conseguinte, as técnicas adequadas têm de ser selecionadas a partir de uma grande variedade de tecnologias existentes. As técnicas típicas utilizadas para a caraterização de nanocristais de medicamentos são apresentadas na Tabela 1 (Moschwitzer 2010).

Tabela 1. Técnicas de caraterização de partículas para nanocristais de fármacos

Analytical purpose	Analytical techniques	Conclusions from the results
Structural analysis	Optical microscopy SEM, TEM, AFM BET	Size distribution, Flocculation tendency Detection of large particles Surface morphology of bulk and single particles Porosity Surface area

Solid state analysis	DSC	Amorphous content
	PXRD	Polymorphism
	Raman Spectroscopy	
	IR spectroscopy	
	Hot stage microscopy	
Particle size analysis	LD, PCS, Coulter counter	Size and Size distribution
Surface charge characteristics	LDA (Zeta potential) CZE	Agglomeration tendency Stability predictions
Rheological assessment	Rheometer (Cone and plate, Rotational cylinder)	Viscosity

O tamanho das partículas, a distribuição do tamanho das partículas e o potencial zeta afectam a segurança, a eficácia e a estabilidade dos sistemas de nanodisponibilização de fármacos, sendo o desempenho da dissolução também alterado pelo estado sólido das nanopartículas. Assim, a caraterização das nanopartículas desempenha um papel importante na previsão do desempenho in vitro e in vivo dos sistemas de administração de nanomedicamentos. O desempenho farmacocinético in vivo e a função biológica da nanosuspensão dependem fortemente do tamanho e da distribuição das partículas, da carga das partículas (potencial zeta), do estado cristalino e da morfologia das partículas.

Tamanho médio das partículas e distribuição do tamanho das partículas
O tamanho médio das partículas e a distribuição do tamanho das partículas afectam a solubilidade de saturação, a taxa de dissolução, a estabilidade física e o desempenho in vivo das nanosuspensões. A distribuição do tamanho das partículas e a sua gama, denominada índice de polidispersão (PI), podem ser determinadas por difração laser (LD), espetroscopia de correlação de fotões, microscópio e contador coulter. O PI determina a estabilidade física das nanosuspensões e deve ser o mais baixo possível para garantir a estabilidade a longo prazo das nanosuspensões. Um valor de API de 0,1 a 0,25 mostra uma distribuição de tamanho bastante estreita e um valor de PI superior a 0,5 indica uma distribuição muito ampla O LD pode detetar e quantificar as micropartículas do fármaco durante o processo de produção. Também fornece uma distribuição do tamanho do volume e pode ser utilizado para medir partículas que variam entre 0,05 e 2,00 µm. O contador coulter fornece o número absoluto de partículas por volume para as diferentes classes de tamanho. É mais eficiente e adequado do que o LD para quantificar a contaminação de nanosuspensões.

Estado cristalino e morfologia das partículas
As alterações polimórficas ou morfológicas das partículas nanométricas podem ser verificadas através da avaliação do estado cristalino e da morfologia das partículas[25] . Como a nanosuspensão requer homogeneização a alta pressão, ocorre uma alteração na estrutura cristalina da formulação, que pode ser convertida em formas amorfas ou noutras formas polimórficas. A alteração do estado

sólido das partículas de fármaco e a extensão da porção amorfa são determinadas por análise de difração de raios X e complementadas por análise de calorimetria diferencial de varrimento

Carga de superfície (potencial Zeta)
As propriedades de carga superficial das nanosuspensões são estudadas através do potencial zeta. O valor da carga superficial das partículas indica a estabilidade das nanosuspensões a nível macroscópico. É necessário um potencial zeta mínimo de ±30 mV para nanosuspensões estabilizadas electrostaticamente e um mínimo de ±20 mV para estabilização estérica. Os valores do potencial zeta são normalmente calculados determinando a mobilidade electroforética da partícula e convertendo depois a mobilidade electroforética em potencial zeta. [33]

As técnicas electroacústicas são também utilizadas para a determinação do potencial zeta nas áreas da ciência dos materiais.
Dispersão dinâmica da luz (DLS)
A DLS, também conhecida como espetroscopia de correlação de fotões (PSC), utiliza flutuações de intensidade dependentes do tempo da luz laser dispersa causadas pelo movimento browniano de partículas na gama de tamanhos nanométricos para derivar, através de uma função de autocorrelação, um coeficiente de difusão das partículas. Através da relação Einstein-Stokes, é calculado o diâmetro hidrodinâmico das partículas. Normalmente, a DLS calcula também um índice de polidispersão (PDI) como medida da largura da distribuição do tamanho das partículas. Quanto mais pequeno for o PDI, mais homogéneas são as partículas distribuídas na amostra.

Difração laser (LD)
A LD é uma das técnicas de medição do tamanho das partículas mais utilizadas na indústria farmacêutica. Os padrões de difração laser das amostras são medidos utilizando fotomultiplicadores e, a partir da intensidade do sinal, é calculado o tamanho das partículas. É necessário distinguir entre o equipamento que analisa apenas o padrão de difração laser das partículas aplicando a aproximação de Fraunhofer e o equipamento que utiliza uma gama de medição alargada para detetar também com precisão partículas de dimensão submicrónica (utilizando a teoria de Mie). O equipamento normal de difração laser pode ser utilizado para partículas na gama de tamanhos desde cerca de 400 nm até alguns milímetros. Nos equipamentos mais recentes, a gama de tamanhos é frequentemente alargada até à gama inferior dos nanómetros, combinando a difração laser com outras técnicas, como a medição das intensidades de dispersão em diferentes direcções (Keck e Muller, 2008). A gama de medição alargada torna o equipamento moderno de DL também útil para a análise de sistemas nanoparticulados. As amostras podem ser facilmente medidas em suspensão, mas também como aerossóis ou pós secos. Isto torna o LD amplamente aplicável para todos os objectivos de medição.

As técnicas microscópicas são técnicas de imagem que determinam diretamente o número e o diâmetro médio das partículas. As nanopartículas de medicamentos podem ser detectadas por microscopia eletrónica quando têm uma combinação suficiente de tamanho e densidade eletrónica. A vantagem desta técnica é o facto de permitir que os formuladores visualizem o resultado do seu trabalho. Outra vantagem é a natureza direta dos resultados. As micrografias electrónicas mostram o tamanho real das partículas e a morfologia das partículas, mesmo de nanocristais de fármacos relativamente pequenos. As desvantagens destas técnicas são a preparação de amostras relativamente trabalhosa, bem como a baixa validade estatística, uma vez que apenas uma fração muito pequena das partículas ou amostras pode ser analisada num período de tempo razoável. Por conseguinte, um bom procedimento de amostragem é crucial para obter um resultado representativo. Controlo do material de partida API

O desenvolvimento de um medicamento começa já com o controlo de qualidade do material de base. Muitas vezes, o API micronizado é usado como material de partida para processos top-down, a fim de evitar o entupimento do equipamento. O entupimento pode ocorrer em homogeneizadores de alta pressão na pequena fenda de homogeneização, ou em moinhos de bolas de funcionamento contínuo no crivo do meio, que separa o meio de moagem da suspensão circulada. A difração laser de pós API ou API dispersos num veículo é o "padrão de ouro". É frequentemente associada a técnicas microscópicas para confirmar os resultados. O objetivo é testar a consistência do tamanho das partículas do material inicial.

Aspectos relativos às nanosuspensões

Na maioria dos casos, o material de partida do API não é diretamente convertido no medicamento final que contém as nanoestruturas. Normalmente, são nanosuspensões. Por conseguinte, a caraterização da suspensão é um aspeto importante durante o desenvolvimento.

De um ponto de vista físico, as nanosuspensões podem ser descritas como sistemas metaestáveis. O sistema tende a reduzir a sua tensão superficial interfacial através da diminuição da área superficial efectiva, quer pela formação de aglomerados maiores de partículas, quer pela dissolução de partículas, quer pelo amadurecimento de Ostwald. O amadurecimento de Ostwald é um processo em que pequenas nanopartículas com maior solubilidade de saturação se dissolvem. Esta fração dissolvida precipita subsequentemente na superfície de partículas maiores com menor solubilidade de saturação. Isto acaba por resultar num aumento do tamanho das partículas da suspensão. Uma vez que este efeito requer pelo menos duas populações de tamanhos de partículas num sistema disperso, é mais pronunciado em nanosuspensões com uma ampla distribuição de tamanhos.

A caraterização da nanosuspensão tem vários objectivos: 1) controlo do princípio de estabilização, 2) caraterização do tamanho das partículas e da distribuição do tamanho das partículas, e 3) monitorização da estabilidade física da nanosuspensão e obtenção de previsões para a sua estabilidade física a longo prazo.

A seleção de um princípio de estabilização adequado para o método específico de redução do tamanho das partículas e para o API é um dos elementos-chave no processo de desenvolvimento. Em geral, podem distinguir-se quatro princípios de estabilização principais: estabilização eletrostática utilizando tensioactivos carregados, estabilização estérica utilizando tensioactivos poliméricos, estabilização electrostérica utilizando uma combinação dos dois sistemas mencionados anteriormente e, finalmente, estabilização por esgotamento utilizando polímeros de cadeia longa.

As técnicas de caraterização de partículas são utilizadas para controlar o efeito da estabilização e para comprovar o sucesso de um determinado princípio de estabilização e a seleção do tensioativo/estabilizador. Normalmente, o formulador utiliza uma combinação de diferentes técnicas analíticas, que são suficientemente rápidas e precisas para serem aplicadas numa configuração de rendimento médio. A combinação de LD, PCS, microscopia ótica e medições do potencial zeta é utilizada por muitos grupos de investigação como padrão para a caraterização inicial de nanosuspensões (Chingunpitak et al, 2008; Pu et al.,2009; Verma et al, 2009; Xia, et al, 2010). A análise PCS produz um diâmetro médio (média z) como um tamanho ponderado da intensidade da luz da população em massa e o índice de polidispersidade (PDI) como uma medida da largura da distribuição do tamanho das partículas. As medições LD resultam normalmente numa distribuição de tamanhos baseada no volume para a amostra específica. Os parâmetros de caraterização típicos são os diâmetros d 50%, d 95% e d 99%. O cálculo da distribuição granulométrica a partir dos dados LD deve ser efectuado aplicando a teoria de Mie, de modo a interpretar corretamente a contribuição das partículas submicrónicas. Os resultados das medições do tamanho das partículas podem ser apoiados por técnicas microscópicas, como a microscopia ótica de luz. No entanto, devido à resolução limitada na gama submicrónica, a microscopia ótica é mais utilizada para controlar o efeito do sistema estabilizador na tendência de agregação do que para controlar o tamanho das partículas individuais do fármaco. Podem ser aplicadas técnicas de imagem mais precisas, como a microscopia eletrónica (SEM ou TEM), bem como a AFM, para confirmar os resultados das medições do tamanho das partículas de algumas das formulações de chumbo. Em geral, estas técnicas ópticas consomem demasiado tempo para serem utilizadas numa configuração de médio rendimento. As medições do potencial zeta são úteis e necessárias para compreender o sistema quando as forças de repulsão eletrostática são utilizadas como princípio de estabilização, como é o caso quando se aplica a estabilização eletrostática ou a estabilização electrostérica.

No entanto, o simples facto de utilizar o equipamento não garante a validade dos resultados obtidos. O problema reside frequentemente na falta de compreensão dos princípios teóricos subjacentes. O equipamento é utilizado como uma "caixa negra" que gera um resultado, mas não necessariamente o correto. Estudos recentes sobre a difração laser mostraram que o equipamento é frequentemente utilizado de forma incorrecta, o que pode levar a conclusões erradas. Para a medição de partículas submicrónicas, é utilizado equipamento com uma gama de medição alargada que pode aplicar a teoria de Mie. Neste caso, é importante utilizar os parâmetros ópticos corretos, ou seja, o índice de refração real e o índice de refração imaginário, que têm de ser estabelecidos para cada nanosuspensão com uma determinada composição. Por outro lado, pode ser vantajoso utilizar o equipamento sem a gama de medição alargada, utilizando a aproximação de Fraunhofer para a deteção correta de partículas maiores na amostra (Keck e Muller, 2008).
Outro aspeto importante é a alteração da amostra durante a própria medição. As medições LD e PCS requerem normalmente a diluição da nanosuspensão para que a intensidade de dispersão se situe no intervalo adequado. Esta diluição pode levar a uma dissolução significativa de uma fração de partículas da amostra, resultando em resultados incorrectos. Num estudo realizado, foi possível demonstrar que as medições são mais exactas quando a diluição é efectuada com um meio saturado pela utilização dos próprios nanocristais de fármaco. Este facto também apoia a evidência de que os nanocristais de fármacos possuem solubilidades de saturação mais elevadas do que as micropartículas (Keck, 2010).

Uma forma adequada de evitar uma alteração da amostra durante as medições é a utilização de técnicas que permitam uma medição na suspensão original. Uma técnica para este efeito baseia-se numa centrífuga analítica de amostras múltiplas. O aparelho regista a extinção resolvida no espaço e no tempo, medindo a intensidade da luz transmitida em função do tempo e da posição ao longo de todo o comprimento da amostra no meio original sem pré-diluição (Detloff et al, 2006). As nanosuspensões podem ser utilizadas como medicamento final. Neste caso, é necessário produzir nanosuspensões estáveis que proporcionem uma estabilidade química, física e microbiológica suficiente. Dois produtos estão atualmente no mercado, por exemplo, como suspensão oral ou como suspensão para administração parentérica. Isto confirma que é possível desenvolver uma nanosuspensão que seja estável a longo prazo quando se aplicam os princípios de estabilização corretos.

O tamanho médio das partículas e a largura da distribuição do tamanho das partículas (denominada Índice de Polidispersidade) são determinados por Espectroscopia de Correlação de Fotões (PCS). O tamanho das partículas e o índice de polidispersidade (PI) determinam a solubilidade de saturação, a velocidade de dissolução e o desempenho biológico. Está provado que a alteração do tamanho das partículas altera a solubilidade de saturação e a velocidade de dissolução. O PCS mede o tamanho das partículas apenas na gama de 3nm- 3 Cm. O PI regula a estabilidade física da nanosuspensão e deve ser tão baixo quanto possível para uma estabilidade a longo prazo (deve ser próximo de zero). A PCS é uma técnica versátil, mas tem uma gama de medição reduzida. Para além da análise PCS, as nanosuspensões são analisadas por Difractometria Laser (LD), que mede a distribuição do tamanho do volume e mede partículas que variam entre 0,05-80pm e 2000 Cm. A Microscopia de Força Atómica é utilizada para visualizar a forma das partículas. A carga da partícula (Potencial Zeta) determina a estabilidade da nanosuspensão. Para a nanosuspensão electroestática estabilizada, o potencial zeta mínimo é de ±30mV e para a estabilização estérica e eletrostática combinada deve ser um mínimo de ±20mV. Para o estado cristalino e a morfologia das partículas, é efectuada a Calorimetria Exploratória Diferencial, que determina a estrutura cristalina. Quando as nanosuspensões são preparadas, as partículas de fármaco são convertidas numa forma amorfa, pelo que é essencial medir a extensão do fármaco amorfo gerado durante a produção de nanosuspensões. A difração de raios X (XRD) também é utilizada para determinar a alteração do estado físico e a extensão do fármaco amorfo. A solubilidade de saturação e a velocidade de dissolução são parâmetros que devem ser determinados para a nanosuspensão, uma vez que aumentam a solubilidade de saturação e a velocidade de dissolução. A solubilidade de saturação é uma constante específica do composto que depende da temperatura e das propriedades do meio de dissolução. A equação de Kelvin e as equações de Ostwald-Freundlich podem explicar o aumento da solubilidade de saturação.

CAPÍTULO 6

Aplicações de nanocristais para administração de medicamentos

6.1. Aplicações de nanocristais para produtos orais

A atividade biológica/AB oral de um composto depende da sua capacidade para se dissolver e difundir através das membranas gastrointestinais até ao sangue. Na classe II do CCN, a AB é limitada pela velocidade de dissolução; na classe IV, existe adicionalmente um mecanismo de transporte que reduz a absorção (por exemplo, p-glicoproteína). Neste último caso, a absorção pode ser melhorada inundando o sistema transportador com o fármaco dissolvido. A dissolução mais rápida dos nanocristais pode ser explicada pelo aumento da área de superfície quando se passa de partículas micronizadas para nanonizadas. Ao mesmo tempo, a solubilidade de saturação Cs aumenta abaixo de um tamanho de cerca de 1µm. A base para isto é a equação de Kelvin que descreve a pressão de vapor de uma gota de líquido numa fase gasosa, que corresponde à pressão de dissolução de uma partícula sólida num líquido. O Cs depende do tamanho, ou seja, da curvatura da partícula e da correspondente pressão de dissolução. A pressão de dissolução aumenta com o aumento da curvatura, ou seja, com a diminuição do tamanho da partícula. A pressão de vapor/dissolução pode ser calculada como uma função do tamanho, mostrando um aumento acentuado abaixo de 1µm, um aumento muito pronunciado abaixo de 100nm (Muller e Akkar, 2004). O aumento da pressão de dissolução desloca o equilíbrio das moléculas que se dissolvem/recristalizam em torno de um cristal para as moléculas dissolvidas. Uma solubilidade de saturação cinética mais elevada do que a solubilidade de equilíbrio termodinâmico leva a um aumento do gradiente de concentração nas membranas, conduzindo subsequentemente a uma maior penetração ou permeação. Tanto o aumento do Cs como o aumento da área de superfície aumentam a velocidade de dissolução, tal como descrito na equação de Noyes-Whitney (Noyes e Whitney, 1897). Até à data, a principal atenção centrou-se no tamanho e na área de superfície relacionada. Foi recentemente referido que a resistência à reação interfacial está a obter o parâmetro determinante da velocidade para cristais com menos de 1pm. A conceção de nanocristais com uma reação interfacial mais rápida pode aumentar ainda mais a velocidade de dissolução (Crisp et al., 2007). Além disso, os nanomateriais possuem uma melhor capacidade de adesão às membranas biológicas. Em muitos estudos, foram utilizados estes princípios de ação para os nanocristais. A administração de atovaquone (um antibiótico utilizado no tratamento de infecções oportunistas por Pneumocystis carinii) como uma nanosuspensão resultou num aumento de 2,5 vezes na biodisponibilidade oral em comparação com o produto comercial Wellvone, que contém o fármaco micronizado (Scholer et al., 2001). A melhoria da biodisponibilidade oral pode ser atribuída à adesividade da nanosuspensão do fármaco, ao aumento da área de superfície (devido à redução do tamanho das partículas em 10 a 50 vezes) e à solubilidade de saturação. O danazol (inibidor da gonadotropina) registou uma melhoria drástica da biodisponibilidade para 82,3% quando administrado sob a forma de nanosuspensão, em comparação com a macrosuspensão de danazol comercializada (Danocrine), que registou uma biodisponibilidade fraca de 5,2% (Liversidge e Cundy, 1995). A administração oral de anfotericina B em nanosuspensão produziu uma melhoria substancial na sua absorção oral em comparação com formulações comerciais convencionais administradas por via oral, como Fungizone, AmBisome e anfotericina B micrométrica (Kayser et al., 2003). Para além de melhorarem a absorção oral, as nanosuspensões oferecem uma melhor proporcionalidade da dose, uma menor variabilidade entre os estados de alimentação e de jejum e uma menor variabilidade entre os sujeitos. Outro exemplo de nanocristais orais é o fármaco anti-helmíntico albendazol, que apresenta uma solubilidade de saturação cerca de cinco vezes superior à da matéria-prima (Ravichandran, 2010). Num outro estudo, a 1,3-Diciclohexilureia (DCU) foi formulada como uma nanosuspensão para baixar a pressão arterial sistémica. O modelo de ensaio foi constituído por ratos hipertensos que receberam uma dose intraperitoneal. A nanosuspensão de DCU administrada por via oral duas vezes por dia produziu exposições plasmáticas uma ordem de grandeza superior à da matéria-prima (Ghosh et al., 2008).

As nanosuspensões apresentam um rápido início de ação para fármacos que são completamente absorvidos, mas lentamente, como o naproxeno (AINE), para o qual seria altamente desejável uma forma de dosagem com um rápido início de ação. A nanosuspensão de naproxeno mostrou uma redução do tmax em aproximadamente 50% para atingir a Cmax em comparação com a suspensão (Naprosyn) e o comprimido (Anaprox), para além de um aumento da biodisponibilidade (Merisko-Liversidge et al., 2003). Nalguns casos, não se pretende um início de ação rápido e uma Cmax elevada associada. Neste caso, os nanocristais têm de ser incorporados em formas de dosagem de libertação prolongada, por exemplo, pellets (Moschwitzer e Muller, 2006). Trata-se de uma abordagem sensata para a administração de fármacos BCS da classe IV, com adição de inibidores dos transportadores de efluxo. Os nanocristais podem ser facilmente transformados em formas de dosagem oral sólidas. A nanosuspensão aquosa pode ser utilizada como fluido de granulação na produção de comprimidos, ou como fluido molhante para a massa na peletização. As nanosuspensões aquosas podem ser transferidas para pós por secagem por pulverização ou liofilização. É importante que o produto seco se redisperse bem em água, com pouco aumento de tamanho (ou seja, poucos agregados). O pó pode ser comprimido em comprimidos. O comportamento de dissolução melhorado para um comprimido de rutina feito de nanocristais em comparação com um produto comercializado foi encontrado e foram obtidas diferenças ainda maiores em relação aos produtos comercializados para os nutracêuticos coenzima Q10 e hesperidina (Mauludin, 2008).

6.2. Administração parentérica/intravenosa

A administração parentérica de fármacos pouco solúveis requer frequentemente a utilização de uma tecnologia de solubilização, pelo menos quando as doses a administrar não são solúveis em volumes típicos de injeção (1-10 ml) ou infusão (por exemplo, 100 ml). As abordagens utilizadas baseiam-se na solubilização por surfactantes (por exemplo, Cremophor® EL em Taxol®), misturas de solventes (por exemplo, etanol-água) ou complexos de inclusão de ciclodextrinas. No entanto, muitos medicamentos actuais são tão pouco solúveis que estas abordagens não funcionam. Ou estas abordagens funcionam, mas estão associadas a efeitos secundários indesejáveis. Exemplos disso são a reação anafiláctica em produtos com Cremophor® EL (Irizarry et al., 2009) ou a nefrotoxicidade quando se utilizam ciclodextrinas por via intravenosa (Rabinow et al., 2007). Os sistemas de nanodisponibilização são de interesse crescente para a administração não só oral mas também parentérica, por exemplo, microemulsões mas também nanosuspensões, como descrito para os benzimidazóis (Chow et al., 2010). As nanosuspensões são uma abordagem inteligente para resolver ambos os problemas, ou seja, solubilidade insuficiente e efeitos secundários. Podem ser produzidas utilizando estabilizadores bem tolerados e podem ser injectadas em concentrações até 10% (w/w) sem problemas óbvios (dados não publicados dos nossos estudos em animais). O produto Sporanox® IV (itraconazol, Janssen Pharmaceutical Products, L.P.) apresentou uma toxicidade aguda significativa superior a 10 mg/kg e um valor LD50 inferior a 40 mg/kg quando administrado em bolus na veia caudal de ratos. A nanosuspensão de itraconazol pode ser administrada até 320 mg/kg sem mortalidade animal. As nanosuspensões de itraconazol foram desenvolvidas e intensamente investigadas pela Baxter Healthcare (Pandey, 2010; Rabinow et al., 2007). Verificou-se que a dose máxima tolerável de nanosuspensão de paclitaxel era três vezes superior à do Taxol atualmente comercializado (Bohm, 1999). A otimização da estabilidade das suspensões de nanocristais pode ser um processo bastante complexo, como demonstrado especificamente para o paclitaxel (Deng et al., 2010). Existe um processo complexo de adsorção e dessorção do estabilizador polimérico na superfície dos nanocristais, dependendo da concentração e da temperatura do polímero. À semelhança da nanosuspensão de paclitaxel, as nanosuspensões de etoposido e camptotecina revelaram uma melhoria no nível de tolerância do fármaco em comparação com as preparações comercializadas (Merisko-Liversidge et al., 2003). A nanosuspensão de clofazimina (fármaco antileprótico) revelou uma melhoria da estabilidade e da eficácia em relação à clofazimina lipossómica (Peters et al., 2000). Foi desenvolvida uma nanosuspensão i.v. de nimodipina para obter uma forma injetável mais bem tolerada do que a solução de etanol disponível no mercado. Estudos de irritabilidade em ratos mostraram menos irritação local e menos riscos de flebite (Xiong et al., 2008). É necessário ter em conta que os nanocristais injetados por via i.v. apresentam uma farmacocinética diferente da de uma solução injetada, quando os nanocristais são maiores do que 100 nm. Os nanocristais não se dissolvem com rapidez suficiente e são sequestrados pelas células do sistema fagocítico mononuclear (MPS). Acumulam-se principalmente nas células de Kupffer do fígado, à semelhança de outros transportadores coloidais de fármacos, como demonstrado, por exemplo, pelas nanosuspensões de paclitaxel (Bohm, 1999). Isto significa que um produto genérico do Taxol® não pode ser produzido utilizando nanocristais tão grandes. Como efeito positivo, esta acumulação no fígado leva a níveis plasmáticos prolongados. Os macrófagos actuam como depósito e o fármaco é libertado para o sangue ao longo do tempo. Como potencial efeito secundário, as elevadas concentrações locais de fármaco podem causar toxicidade para o fígado. É necessário encontrar um equilíbrio, selecionando a dose correta a injetar. A nanosuspensão de asulacrina foi desenvolvida para o tratamento i.v. do cancro da mama. Mostrou uma farmacocinética diferente da solução injetada e um enriquecimento no fígado, pulmão e rim (Ganta et al., 2009). Os nanocristais injetados também podem ser utilizados para direcionar os medicamentos para vários órgãos vitais (Shegokar, 2010). A acumulação no fígado é um direcionamento "natural" ou "passivo", que ocorre automaticamente. Para atingir o alvo dos macrófagos em certas doenças como o VIH/SIDA e a tuberculose (TB), as propriedades da superfície das nanosuspensões podem ser moduladas de forma controlada para alterar o padrão de adsorção das proteínas plasmáticas. Isto afasta as partículas do fígado para, por exemplo, o baço. O padrão de absorção dentro das diferentes células do MPS pode ser alterado para tratar uma doença de forma mais eficiente.

Para direcionar os nanocristais para outros lados do corpo (= direcionamento ativo), idêntico aos lipossomas furtivos, a superfície dos nanocristais tem de ser mascarada para evitar a adsorção de opsoninas e o reconhecimento pelos MPS (Shegokar e Singh, 2009). Para além disso, o revestimento da superfície tem de ter anexada uma porção de alvo, por exemplo, anticorpo ou proteína de alvo (Shegokar et al., 2010). Kreuter et al. conseguiram direcionar a darlagina carregada em nanopartículas poliméricas para o cérebro. As partículas foram modificadas à superfície por adsorção de Tween 80 (Kreuter et al., 1997). Este revestimento conduz à adsorção preferencial da apolipoproteína E após injeção i.v.. A Apo E mediou o direcionamento para as células endoteliais da barreira hemato-encefálica (Luck, 1997). Este princípio foi transferido para os nanocristais de atovaquona. Os parasitas da toxoplasmose puderam ser erradicados no cérebro (Scholer et al., 2001). O desafio da orientação para outros lados que não o fígado e o baço consiste em enriquecer uma percentagem suficientemente elevada da dose injectada na zona-alvo. Existe ainda uma competição na absorção pela MP Areia da área alvo. Na administração cerebral, estima-se que não mais de 1% da dose injectada chega ao cérebro. Este é o atual obstáculo para a orientação com nanocristais i.v.. Para imitar as soluções injectadas, os nanocristais têm de se dissolver muito rapidamente, ou seja, devem ter "100 nm". A diferença na distribuição dos órgãos em função do tamanho dos nanocristais foi demonstrada para nanosuspensões de oridonina com um tamanho de 103 nm versus 897 nm. Os nanocristais pequenos apresentaram uma farmacocinética e uma distribuição por órgãos semelhante à da solução injectada, enquanto os nanocristais grandes se acumularam nos órgãos das vias respiratórias (Gao et al., 2008b). Naturalmente, não depende apenas do tamanho, mas também da pressão de dissolução específica do composto. Para tais formulações, é necessária a tecnologia de nanocristais de segunda geração que permita obter tamanhos tão pequenos. Além disso, as nanosuspensões podem também ser administradas por outras vias parenterais, por exemplo, intra-articular e intraperitoneal. A substituição de uma microsuspensão injectada intraperitonealmente por uma nanosuspensão poderia evitar a irritação do peritoneu (dados não publicados). Wolf et al. publicaram estudos pré-clínicos sobre a aplicação subcutânea de formulações de nanocristais (Wolf et al., 1999). No entanto, até à data, estas vias não foram objeto de estudos intensivos e quase nada foi publicado.

Os nanocristais são também um princípio de formulação na descoberta e no rastreio precoce de medicamentos. Na avaliação das respostas farmacodinâmicas na fase inicial do rastreio de medicamentos, são frequentemente necessários "compostos de ferramentas". Estes compostos são frequentemente pouco solúveis. A 1,3-Diciclohexilureia (DCU), pouco solúvel, reduz a tensão arterial e foi formulada como nanosuspensão para dosagem intravenosa em bolus e infusão (Wahlstrom et al., 2007).

6.3. Aplicação dérmica e mucosa

Os nanocristais apresentam propriedades como o aumento da penetração na amembrana, a melhoria da permeação e a bioadesividade. Estes princípios foram explorados na parede gastrointestinal para os produtos orais. A injectabilidade e a rápida dissolução foram exploradas para o desenvolvimento de formulações intravenosas. No entanto, durante muitos anos, não foi dada atenção à exploração da adesão, da dissolução rápida e do aumento da penetração para aplicação dérmica e mucosa. Esta situação alterou-se quando os antioxidantes pouco solúveis rutina, apigenina e hesperidina foram formulados em nanosuspensão para aplicação em produtos cosméticos antienvelhecimento e protectores da pele (Al Shaal et al., 2010a; Mauludin et al., 2009). Os nanocristais são simplesmente misturados na fase aquosa de cremes dérmicos e loções o/w. Os primeiros produtos com rutina apareceram no mercado em março de 2007, a série Juvedical, creme e fluido facial anti-idade. Seguiu-se a Platinum Rare em 2009, contendo hesperidina. Estes produtos contêm cristais nanométricos, mas não são um produto nano de acordo com os novos regulamentos europeus para cosméticos (weblink1), uma vez que o tamanho dos nanocristais é superior a 100 nm, e as partículas não são biopersistentes, são biodegradáveis. As formulações de nanocristais de rutina foram comparadas com um creme com um derivado de rutina solúvel em água in vivo. A concentração do ativo dissolvido na fase aquosa foi de 1/500 na formulação de nanocristais, mas o fator de proteção solar (FPS) foi ainda mais elevado para a formulação de nanocristais em comparação com o derivado solúvel em água (Petersen, 2006). O mecanismo de ação subjacente é o seguinte: os nanocristais aumentam a solubilidade do ativo pouco solúvel na fase aquosa, o que leva a um aumento do gradiente de concentração entre a formulação e a pele, aumentando assim a penetração em comparação com o pó micronizado. A molécula original da rutina é mais lipofílica, pelo que penetra melhor do que o derivado hidrofílico. Além disso, a molécula original pode ter mais atividade na célula do que o derivado. O ativo que penetra na pele a partir da fase aquosa é rapidamente substituído pelo ativo de dissolução rápida dos nanocristais, que actuam como depósito na fase aquosa. O mesmo princípio pode ser aplicado a formulações farmacêuticas dérmicas. A nanosuspensão de diclofenac sódico para administração transdérmica mostrou um aumento do fluxo de permeabilidade do fármaco através da pele até 3,8 vezes em comparação com o controlo, quando testado no modelo de pele de micropig de Yucatan (YMP) (Piao et al., 2008). Do mesmo modo, a atividade antioxidante da hesperetina sob a forma de nanocristais foi significativamente aumentada quando testada in vitro pelo método de eliminação de radiações (Al Shaal et al., 2010b) e pode ser utilizada como adjuvante eficaz nos cuidados da pele ou na preparação dermatológica. Basicamente, as mesmas nanosuspensões podem ser aplicadas nas superfícies das mucosas, quer como spray de nanosuspensão, quer como loções. O efeito adesivo devido ao tamanho nanométrico pode ainda ser reforçado pela utilização de polímeros com carga positiva como estabilizadores dos nanocristais de fármacos. A carga oposta leva a um aumento da afinidade dos nanocristais de fármacos para as células carregadas negativamente (dados não publicados). Este princípio foi demonstrado anteriormente através da produção de sprays de nanopartículas lipídicas anti-sépticas, utilizando cloreto de cetilpiridínio como tensioativo catiónico e anti-sético ao mesmo tempo (Muller et al., 2009). Foram preparados nanocristais ultrafinos à base de lidocaína como formulação de libertação prolongada para uso dérmico utilizando a tecnologia de combinação (Shegokar et al., 2010b). A administração vaginal e rectal pode tratar as DST locais (doenças sexualmente transmissíveis) através da disseminação uniforme do fármaco na área local (Friedrich e Muller-Goymann, 2003).

6.4. Administração ocular de medicamentos

As nanosuspensões ainda não foram exploradas para esta via de administração de medicamentos. O problema geral é que as soluções são eliminadas do olho com relativa rapidez, enquanto as suspensões nanoparticuladas adesivas podem apresentar uma libertação prolongada devido às suas propriedades de adesão. Suspensões nanoparticuladas poliméricas (Eudragit RS 100 e Eudragit RL 100) de flurbiprofeno e ibuprofeno (Bucolo

et al., 2002) revelaram um desempenho in vivo superior ao das formulações comercializadas existentes e conseguiram manter a libertação do fármaco durante 24 horas, o que comprova o princípio. Outro exemplo são as suspensões de nanopartículas poliméricas Eudragit RS carregadas com aciclovir (Dandagi et al., 2009). As nanosuspensões de fármacos também podem ser utilizadas para fármacos com fraca solubilidade nos fluidos lacrimais, proporcionando vantagens de um tempo de permanência prolongado num saco cárneo. Atualmente, existem poucos estudos que investigam os AINE sob a forma de nanocristais para aplicação oftálmica (Araujo et al., 2009). Foi relatado um aumento da taxa e extensão da absorção do fármaco e da intensidade da sua ação

para nanosuspensões oculares de hidrocortisona, prednisolona e dexametasona (Kassem et al., 2007). Em contraste com as nanopartículas poliméricas, as nanosuspensões têm uma clara vantagem regulamentar. As partículas são drenadas através dos canais lipofílicos para o nariz e, a partir daqui, para a faringe. Isto significa que os materiais utilizados na formulação têm de ser aprovados para administração ocular. Muitos polímeros não são aprovados pelas autoridades oficiais. Como as nanosuspensões não contêm qualquer material de matriz e são compostas apenas por fármaco e uma quantidade comparativamente pequena de estabilizador. Muitos estabilizadores adequados para a estabilização de nanosuspensões estão listados no catálogo GRAS (USFDA).

6.5. Administração de medicamentos por via pulmonar

Como alternativa aos pós secos para inalação, as nanosuspensões podem ser utilizadas no caso de fármacos pouco solúveis. A aplicação pode ser efectuada simplesmente colocando nanosuspensões aquosas num nebulizador aquoso, por exemplo, Pari Boy, ou utilizando nebulizadores portáteis existentes no mercado. O nebulizador gera um aerossol, com um tamanho de gotícula adequado para administração pulmonar, por exemplo, gotículas de 1-5µm. Os nanocristais estão contidos no interior destas gotículas. Os nanocristais não podem ser inalados como um pó. Em primeiro lugar, os nanocristais são altamente adesivos, com tendência para se aglomerarem, e, além disso, estão a ser exaladas partículas inferiores a 0,5-1 mm. A vantagem dos nanocristais é o facto de apresentarem uma maior velocidade de dissolução em comparação com os cristais micronizados. Quando a

As gotículas de aerossol depositam-se no pulmão e, como partículas finas, devem espalhar-se mais uniformemente na superfície do pulmão, especialmente quando estabilizadas com surfactantes com boa capacidade de espalhamento. As nanosuspensões de budesonida (corticosteroide) para administração pulmonar foram formuladas com êxito por Muller e Jacobs (2002).

6.6. Administração de medicamentos específicos

A necessidade de direcionar os medicamentos para locais específicos através de nanopartículas está a aumentar de dia para dia devido a factores terapêuticos e económicos. As nanosuspensões podem ser utilizadas para a administração dirigida, uma vez que as suas propriedades de superfície e o seu comportamento in vivo podem ser facilmente alterados. A sua versatilidade e facilidade de aumento de escala permitem o desenvolvimento de nanosuspensões comercialmente viáveis. A engenharia de nanosuspensões furtivas (análogas aos lipossomas furtivos) através da utilização de vários revestimentos de superfície para uma orientação ativa ou passiva é o futuro dos sistemas de administração de medicamentos orientados. O estudo de Kayser (Kayser, 2001) incidiu sobre o

Cryptosporidium parvum (criptosporidiose) utilizando nanosuspensões mucoadesivas de bupravaquona modificadas à superfície. As nanosuspensões de bupravaquona mucoadesivas tiveram um objetivo superior, devido à sua permanência prolongada no local da infeção. Mostraram uma redução de 10 vezes na pontuação de infecciosidade do Cryptosporidium parvum em comparação com as nanosuspensões de bupravaquona sem polímeros mucoadesivos. Do mesmo modo, a aspergilose pulmonar pode ser facilmente direcionada utilizando nanosuspensões de anfotericina B em vez de lipossomas furtivos (Kohno et al., 1997). O tratamento dos reservatórios virais do VIH foi conseguido com êxito através da utilização de nanosuspensões de nevirapina simples e revestidas (Shegokar et al., 2009). Além disso, as nanosuspensões podem ser utilizadas como tratamento de apoio em várias doenças, como o cancro (Shegokar et al., 2010a), a tuberculose e o VIH/SIDA. O ajuste das propriedades de superfície dos nanocristais é importante para o direcionamento intravenoso. As propriedades da superfície determinam a composição qualitativa e quantitativa dos padrões de adsorção das proteínas do sangue (Blunk et al., 1993). Estas proteínas adsorvidas determinam subsequentemente o destino das partículas injectadas no organismo. O destino significa o reconhecimento pelo sistema MPS e, principalmente, a acumulação no fígado e no baço, a circulação no sangue como partículas furtivas ou o enriquecimento noutros locais, por exemplo, no cérebro ou na medula óssea. As propriedades da superfície podem ser ajustadas de forma a que as partículas absorvam automaticamente as proteínas do sangue responsáveis pelo enriquecimento no local-alvo desejado.

6.7. Nanocristais na nutrição

Existe uma consciência crescente sobre a saúde nutricional e uma procura crescente de complementos à alimentação diária através de aditivos ou nutracêuticos. Na filosofia de uma população saudável, a nutrição desempenha um papel muito importante. O mercado dos nutracêuticos está a crescer e existem muitos compostos nutracêuticos, por exemplo, antioxidantes, que são pouco solúveis. Atualmente, as moléculas mais populares são as cápsulas de Coenzima Q10, mas a Q10 tem uma baixa biodisponibilidade oral. Existem produtos no mercado que afirmam conter "nano Q10" com uma biodisponibilidade de 100% (por exemplo, contendo tensioactivos para solubilização), necessitando apenas de um décimo da dose habitual dos produtos normais. Os nanocristais são também uma tecnologia de formulação adequada para nutracêuticos pouco solúveis como a Coenzima Q10, a rutina, a hesperidina, a apigenina, etc.

CAPÍTULO 7

Destino dos nanocristais no ambiente biológico e nanotoxicologia

Durante muitos anos, a tónica foi colocada nos benefícios obtidos com a nanotecnologia, mas também surgiram simultaneamente questões relacionadas com a nanotoxicidade (Arora et al, 2012). Vários estudos relataram a possível entrada de formulações de nanopartículas em células individuais, prejudicando o sistema imunitário (Kodali et al, 2013; Liu et al, 2013). Por conseguinte, o rastreio do movimento in vivo dos nanocristais torna-se extremamente importante. O destino dos nanocristais em ambiente biológico é um tema controverso, uma vez que existe um vasto leque de relatórios a este respeito. Alguns grupos de investigadores alegaram o envolvimento de transportes especializados para os nanocristais, enquanto outros dão prioridade à solubilização seguida de absorção de fármacos hidrofóbicos fabricados como nanocristais (Rejman et al, 2004; Muller et al, 2011). Assim, dar uma resposta concreta à questão "o que acontece exatamente aos nanocristais em ambiente biológico?" é um debate complicado. A principal preocupação sobre o destino dos nanocristais é a via de administração, uma vez que, em última análise, rege a sequência de acontecimentos através da qual os nanocristais transpiram para chegar ao seu sítio ativo. Espera-se que os nanocristais se comportem de forma diferente quando introduzidos diretamente em cinco litros de circulação sanguínea sem turbulência e contornando as barreiras de absorção, o pH variável, os movimentos peristálticos e outras modalidades associadas à administração oral. A tecnologia de nanocristalização tem sido utilizada para melhorar a solubilidade intrínseca dos bioactivos, cujo nível (incremento de solubilidade) permanece frequentemente indeterminado. Fu et al. descobriram que os nanocristais de nimodipina (fármaco pouco solúvel em água) eram completamente solúveis a 2 gg/mL, ao passo que apenas a solubilidade parcial era atingida a 200 p.g "mL na mesma forma (Fu et al., 2013). Concluíram que a dispersão molecular de nemodipina obtida a partir de nanocristais solubilizados sofreu uma difusão passiva clássica, deixando o âmbito de vias de absorção especializadas para a absorção dos restantes nanocristais intactos que não sofreram dissolução. Apesar de partilharem várias caraterísticas com outros transportadores coloidais, os nanocristais não adoptam necessariamente sistemas de transporte semelhantes (Roger et al, 2010). Os investigadores relataram que os nanocristais são preferencialmente absorvidos pelo jejuno em vez do íleo, o que significa que um mecanismo de absorção distinto está provavelmente envolvido na sua translocação (Zhang et al, 2011). Há cerca de 5 anos, a nanotecnologia era vista sobretudo sob o prisma dos aspectos positivos. Nos últimos 2-3 anos, tem-se registado uma preocupação crescente com a potencial nanotoxicidade das partículas nanométricas. A perceção pública está a mudar de unanimemente positiva para crítica ou mesmo grande preocupação, promovida por reportagens por vezes irreflectidas em jornais ou revistas noticiosas. A base científica para este facto é que, quando se passa para a gama de tamanhos nano, as propriedades físico-químicas das partículas mudam, dando-lhes também potencialmente novas caraterísticas tóxicas. Por conseguinte, a nanotoxicologia está a assumir um papel cada vez mais importante no desenvolvimento de nanocarreadores seguros (Holsapple et al., 2005). Para falar de nanotoxicidade, é importante começar por definir: O que é uma nanopartícula? Do ponto de vista farmacêutico, e considerando a dimensão do tamanho, as nanopartículas são partículas de 1 a 1000 nm. As partículas que suscitam maior preocupação do ponto de vista toxicológico são as partículas com menos de 100 nm (por exemplo, FDA, Regulamento Europeu dos Cosméticos (Kislalioglu, 1996). As propriedades das partículas <100nm são muito diferentes das das partículas de grandes dimensões nanométricas (por exemplo, 200-800 nm). Por exemplo: As partículas de grandes dimensões nanométricas só podem ser internalizadas pelos macrófagos (= número limitado de células no corpo) e causam efeitos no interior da célula. As partículas com menos de 150 nm podem ser internalizadas por qualquer célula através da pinocitose. Isto significa que estas partículas podem aceder a qualquer célula do corpo, o que lhes confere um maior risco de citotoxicidade. Além disso, é atribuído um potencial tóxico mais elevado às nanopartículas "biopersistentes", por exemplo, fulerenos e nanotubos de carbono. Estas permanecem para sempre. Consequentemente, no novo regulamento europeu relativo aos cosméticos, os produtos cosméticos têm de ser rotulados como nanoprodutos quando contêm partículas com menos de 100 nm e biopersistentes. Tendo em conta estas caraterísticas, os nanocristais de compostos pouco solúveis podem ser considerados seguros. Na maioria dos produtos, estas partículas são superiores a 100 nm. Além disso, uma propriedade muito importante é o facto de serem biodegradáveis. Após a adição de água suficiente, dissolvem-se simplesmente (e é este o seu objetivo no corpo). Cada partícula de fármaco que se dissolve no trato gastrointestinal passa do tamanho "pm" para o tamanho "nm" no processo de dissolução. No entanto, é importante investigar os potenciais efeitos citotóxicos, que podem ocorrer durante o tempo de vida de uma nanopartícula biodegradável. Por exemplo, um período de vida pode ser suficiente para irritar o sistema imunitário. No entanto, tendo em conta os aspectos acima referidos, os nanocristais pertencem definitivamente às nanopartículas com melhor tolerabilidade, o que também é comprovado pelo número de produtos existentes no mercado.

CAPÍTULO 8

Produtos comercializados e produtos em vias de comercialização

Os nanocristais para administração oral foram os primeiros produtos no mercado farmacêutico - devido ao enorme potencial de mercado e à forma mais fácil de realização do produto em comparação com a via intravenosa. Os vários produtos explorados utilizam diferentes caraterísticas dos nanocristais; o quadro 2 apresenta uma panorâmica dos produtos comercializados. O primeiro produto de nanocristais Rapamune® (rapamicina - imunossupressor) foi colocado no mercado no ano 2000 pela Wyeth. O comprimido contém 1-2 mg de sirolimus e o peso do comprimido é de cerca de 370 mg. A baixa carga de nanocristais excluiu problemas durante a compressão do comprimido (por exemplo, agregação de nanocristais). Para obter uma biodisponibilidade (BA) suficientemente elevada para o sirolimus, era necessária uma solução. Isto não era conveniente para o doente. O comprimido de nanocristais do medicamento é cómodo e tem um desempenho ainda melhor do que a solução. A biodisponibilidade do comprimido é 21% superior à biodisponibilidade da solução (ou seja, solução = 100%, comprimido = 121%). Uma explicação possível é o facto de a solubilidade do fármaco ser mais elevada quando se dissolve a partir de nanocristais (solubilidade de saturação cinética > solubilidade de saturação da solução), o aumento do gradiente de concentração aumenta a absorção. Em 2001, foi introduzido pela empresa Merck o segundo produto Emend® (cápsula de aprepitant, antiemético). A dose única de 80 e 125 mg é incorporada em pastilhas, enchidas numa cápsula de gelatina dura. A carga de nanocristais é muito mais elevada do que a do Rapamune. Por conseguinte, o fabrico de granulados por extrusão, um processo de menor energia em vez de compressão, minimiza o risco de agregação dos nanocristais. Além disso, os granulados podem ser facilmente divididos em doses mais pequenas. A caraterística dos nanocristais explorada é a rápida dissolução, porque o aprepitant tem uma janela de absorção no trato gastrointestinal superior.

O produto seguinte foi o Tricor® (fenofibrato em comprimidos para a hipercolesterolemia, Abbott Laboratories). Outro produto com nanocristais de fenofibrato é o Triglide (hipercolesterolemia), produzido pela SkyePharma com base na tecnologia IDD-P® e comercializado pela Sciele Pharma Inc. (Atlanta, CA, EUA). Tricor® tem uma dose de 48 ou 145 mg e é administrado sob a forma de comprimidos.

Tricor é o produto sucessor do fenofibrato após a expiração da patente. A tecnologia de nanocristais serviu para prolongar o tempo de vida e, ao mesmo tempo, levou a um desempenho superior do produto. O fenofibrato apresentou uma absorção 35% superior no estado alimentado. Os nanocristais reduziram significativamente as diferenças entre o estado não-alimentado/alimentado. Isto deve-se às propriedades adesivas dos nanocristais, que não são muito afectadas pelo estado nutricional do doente. A Par Pharmaceutical Companies Inc. (Spring Valley, NY, EUA) introduziu o Megace ES® (ES para solubilidade melhorada) para a administração de acetato de megestrol (uma progestina sintética, anti-anoréctica). O nome foi licenciado da Bristol Myers Squibb (Nova Iorque). A caraterística interessante é que não se trata de uma forma de dosagem oral sólida, mas de uma nanosuspensão aquosa. A dose é de 625 mg/5 mL. A nanosuspensão também reduz as diferenças no BA para a condição de não-alimentado/alimentado, semelhante ao Tricor.

Quadro 2 Produtos de nanocristais comercializados

Trade name	Therapeutic use	Applied technology	Pharma company	Administration route
Rapamune® (Rapamycin, Sirolimus)	Immunosuppressive	élan nanosystems	Wyeth Pharmaceuticals	Oral
Emend® (Aprepitant)	Antiemetic	élan nanosystems	Merck & Co.	Oral
Tricor® (Fenofibrate)	Hypercholesterolemia	élan nanosystems	Abbott Laboratories	Oral
Triglide® (Fenofibrate)	Hypercholesterolemia	IDD-P® technology	Produced by SkyePharma marketed by Sciele Pharma Inc. (Atlanta, CA, USA)	Oral
Megace ES® (Megestrol acetate)	Antianorexic	élan nanosystems	Par Pharmaceutical Companies Inc. (Spring Valley, NY, USA)	Oral
Avinza® (Morphine sulfate)	Psychostimulant drug	élan nanosystems	King Pharmaceuticals	Oral
Focalin® XR (Dexmethyl-phenidate HCl)	Muscle relaxant	élan nanosystems	Novartis	Oral
Ritalin® LA (Methylphenidate HCl)		élan nanosystems	Novartis	Oral
Zanaflex CapsulesTM (Tizanidine HCl)		élan nanosystems	Acorda	Oral

Além disso, o seu volume de administração é inferior ao da formulação oral anteriormente administrada

(apenas 1/4) e é menos viscoso. Nanosuspensões são sistemas ultrafinos com uma alta energia de superfície, e são frequentemente consideradas como sendo de estabilidade física crítica (por exemplo, amadurecimento Ostwald). O produto Megace ES® prova que as nanosuspensões aquosas podem ser produzidas com estabilidade física suficiente para o prazo de validade de um produto. Outros produtos no mercado e ensaios clínicos estão listados nas Tabelas 2 e 3, respetivamente (Shegokar e Muller, 2010).

Quadro 3 Panorâmica de vários candidatos a medicamentos em ensaios clínicos.

Trade Name	Therapeutic Use	Applied Technology	Pharma Company	Administration Route	Status (Phase)
Fenofibrate	Lipid lowering	SkyePharma	Undisclosed	Oral	I
Insulin	Diabetes	BioSante	Self developed	Oral	I
Busulfan	Anti-cancer	SkyePharma	Supergen	Intrathecal	I
Budesonide	Asthama	élan Nanocrystal	Sheffield Pharmaceuticals	Pulmonary	I
Calcium phosphate	Mucosal vaccine adjuvant for herpes	Biosante	Self developed	Oral	I
Thymectacin	Anticancer	élan Nanocrystal	NewBiotics/Ilex oncology	Intravenous	I/II
Megestol Acetate	Anticancer	élan Nanocrystal	Par Pharmaceuticals Inc.	Oral	II
Panzem® NCD (2-methoxy estradiol)	Ovarian cancer	élan Nanocrystal	EntreMed	Oral	II
Panzem® NCD	Recurrant glioblatoma multiforme	élan Nanocrystal	EntreMed	Orally	II
Panzem® NCD and Tamozolomide	Anti-cancer	élan Nanocrystal	EntreMed	Oral	II
Panzem® NCD and Avastin (Bevacizumab)	Carcinoid tumor	élan Nanocrystal	EntreMed	Panzem-Orally Bevacizumab-Intravenously	II
Panzem® NCD with and without Sanitinib Malate	Renal cell carcinoma	élan Nanocrystal	EntreMed	Oral	II
Panzem® NCD	Prostate cancer	élan Nanocrystal	EntreMed	Oral	II

Fenofibrate	Sleep apnea syndrome	élan Nanocrystal	Solvay Pharmaceuticals	Oral	II
Undisclosed	Antiinfective	Baxter **NANOEDGE**	Undisclosed		II
Cytokine inhibitor	Crohn's disease	élan Nanocrystal	Cytokine Pharmasciences	Oral	II
Guanylhydrazone (Semapimod®)	TNF-alpha inhibitor	Self developed	Cytokine Pharmasciences	Intravenous	II
Themectacin (TheraluxTM)	Anticancer	élan Nanocrystal	Celmed	Intravenous	II
Silver (Nucryst®)	Atopic dermatitis	Self developed	Nucryst Pharmaceuticals	Topical	II
Paclitaxel (PaxceedTM)	Anti-inflammatory	Unknown	Angiotech	Intravenous	III
Paclitaxel	Anticancer	Unknown	American Pharmaceutical Partners	Intravenous	III

CAPÍTULO 9

Limitações, Desafios e Perspectivas dos Nanocristais de Fármacos

Embora vários produtos de nanonização tenham sido aprovados clinicamente na última década, grandes desafios inibem a sua adoção generalizada. Do ponto de vista científico, as relações estrutura-função abrangentes entre a estrutura das nanopartículas e as propriedades farmacológicas ainda têm de ser totalmente estabelecidas. A dimensão, a forma, a composição e as propriedades da superfície dos nanocarreadores têm de ser controladas com precisão e os seus efeitos na farmacocinética e farmacodinâmica dos medicamentos têm de ser claramente elucidados. A US Food and Drug Administration (USFDA) reconheceu a importância e a promessa da nanomedicina e começou a criar e a implementar a política regulamentar necessária. A caraterização da qualidade do produto e a avaliação farmacológica da absorção, distribuição, metabolismo e excreção (ADME) estão a emergir como o novo foco para avaliar a segurança e a eficiência de várias nanoformulações. Subsistem outros desafios tecnológicos, como a falta de métodos válidos para a caraterização de nanopartículas e de normas de referência para avaliar a qualidade e a segurança dos nanoprodutos. Durante o processo de produção, é necessária uma monitorização em tempo real das nanopartículas intermédias e testes de garantia dos produtos finais. Parâmetros que são inatos às nanopartículas - como o tamanho das partículas, a distribuição do tamanho, a morfologia, a química da superfície, a cristalinidade. Muitos sistemas de administração de nanopartículas estão sob investigação académica. Mas apenas alguns chegaram ao mercado. Isto pode dever-se à falta de dados sobre nanotoxicidade e citotoxicidade, à falta de aceitação regulamentar dos excipientes, à falta de linhas de produção em grande escala que possam ser validadas e aceites pelas autoridades regulamentares. A nanotoxicidade pode ser atribuída à pequena dimensão (inferior a cerca de 150 nm) dos nanocristais, o que lhes permite aceder a qualquer célula do corpo através da pinocitose. Este facto aumenta o risco de citotoxicidade. Além disso, esta tecnologia requer equipamentos dispendiosos que aumentam o custo do produto final. A utilização desta técnica restringe-se apenas aos fármacos da classe II da BCS. Além disso, a produção de nanocristais e a sua estabilidade dependem da estrutura molecular do fármaco. Por este motivo, apenas determinadas categorias de fármacos serão candidatos adequados a esta técnica. As pequenas dimensões das partículas têm um impacto direto na taxa de dissolução e na biodisponibilidade de fármacos pouco solúveis após administração oral, tópica e intravenosa. Isto implica um melhor desempenho in vivo. No entanto, é necessário realizar mais investigação para resolver os desafios técnicos das diferentes tecnologias, a fim de alcançar uma maior eficácia na redução do tamanho das partículas e melhores formulações para compostos novos e problemáticos. No futuro, espera-se que sejam realizados mais rastreios utilizando o princípio da conceção de experiências para analisar sistematicamente os factores críticos para a produção de nanosuspensões. Desta forma, será possível estabelecer parâmetros de processo óptimos para obter tamanhos médios finais de partículas inferiores a 100 nm para uma grande variedade de compostos.

Embora vários produtos de nanonização tenham sido aprovados clinicamente na última década, grandes desafios inibem a sua adoção generalizada. Do ponto de vista científico, as relações estrutura-função abrangentes entre a estrutura das nanopartículas e as propriedades farmacológicas ainda têm de ser totalmente estabelecidas. A dimensão, a forma, a composição e as propriedades da superfície dos nanocarreadores têm de ser controladas com precisão e os seus efeitos na farmacocinética e na farmacodinâmica dos medicamentos têm de ser claramente elucidados. A USFDA reconheceu a importância e a promessa da nanomedicina e começou a criar e a implementar a política regulamentar necessária. A caraterização da qualidade do produto e a avaliação farmacológica da absorção, distribuição, metabolismo e excreção (ADME) estão a emergir como o novo foco para avaliar a segurança e a eficácia de várias nanoformulações. Subsistem outros desafios tecnológicos, como a falta de métodos válidos para a caraterização de nanopartículas e de normas de referência para avaliar a qualidade e a segurança dos nanoprodutos. Durante o processo de produção, é necessária uma monitorização em tempo real das nanopartículas intermédias e testes de garantia dos produtos finais. Os parâmetros que são inatos às nanopartículas - como o tamanho das partículas, a distribuição do tamanho, a morfologia, a química da superfície, a cristalinidade e o estado de agregação - têm de ser controlados com precisão porque afectarão a ADME e a toxicidade das nanoformulações. Sem dúvida, muitas das orientações existentes para os estudos pré-clínicos, incluindo a farmacocinética dos medicamentos, a toxicidade genética e a mutagenicidade dos medicamentos livres, serão também aplicáveis às nanopartículas. Uma avaliação exacta dos riscos e benefícios da nanomedicina será essencial para concretizar o potencial clínico deste novo paradigma terapêutico. Do ponto de vista da produção, a tecnologia é industrialmente viável, os excipientes utilizados devem ter um estatuto regulamentar aceite e a produção em grande escala deve ser possível, o que os nanocristais oferecem. O estatuto de excipiente não é problemático, porque as partículas são constituídas apenas por fármaco e estabilizador - estão disponíveis muitos estabilizadores aceites para as diferentes vias de administração. Recentemente, o desenvolvimento centrou-se principalmente nas vias oral e intravenosa. Existe um potencial muito maior para produtos inovadores que utilizem as outras vias, como já foi referido. Para o futuro, prevê-se uma utilização cada vez maior da tecnologia dos nanocristais, que se estende a várias vias de administração, mas também encontra utilização fora do domínio farmacêutico, como nos cosméticos ou para melhorar a biodisponibilidade dos produtos nutracêuticos. Em conclusão, a tecnologia de nanocristais artificiais tem um enorme potencial para administrar fármacos notórios (pouco solúveis em água) pré-existentes ou recentemente desenvolvidos numa forma de dosagem mais aceitável e eficaz, com elevada aplicabilidade comercial.

RECONHECIMENTO

Os autores agradecem ao Prof. Ranjita Shegokar, da Universidade Livre de Berlim, Alemanha, por fornecer literatura valiosa sobre nanocristais que ajudou a compilar este capítulo.

CAPÍTULO 10

Referências

Abdelwahed W, Degobert G, Stainmesse S et al (2006) Freeze-drying of nanoparticles: Formulação, processo e considerações de armazenamento. Adv Drug Deliv Rev 58(15):1688- 1713. doi:10.1016/j.addr.2006.09.017
Akers MJ (2002) Excipient-drug interactions in parenteral formulations (Interações excipiente-fármaco em formulações parentéricas). J Pharm Sci 91(11):2283-2300. doi:10.1002/jps.10154

Ali HS, York P, Ali AM et al (2011) Hydrocortisone nanosuspensions for ophthalmic delivery: Um estudo comparativo entre a nanoprecipitação microfluídica e a moagem húmida. J Control Release 149(2):175-181. doi:10.1016/j.jconrel.2010.10.007

Al Shaal L, Shegokar R, Muller RH (2010a) Apigenin smartCrystals for novel UV skin protection formulations. Oitavo Workshop Europeu sobre Sistemas de Partículas Resumo n.º 22

Al Shaal L, Shegokar R, Muller RH et al (2010b) Novel UV skin protective antioxidant nanocrystals. Primeira Reunião Anual Combinada da Federação Farmacêutica Internacional, PSWC e AAPS. Resumo n.º 2221

Amidon GL, Lennernas H, Shah VP et al (1995) A theoretical basis for a biopharmaceutic drug classification: the correlation of in vitro drug product dissolution and in vivo bioavailability. Investigação Farmacêutica 12:413-420

Anger S. 2005. Tese de doutoramento. Tecnologia farmacêutica. Berlim, Freie Universitat

Araujo J, Gonzalez E, Egea MA et al (2009) Nanomedicamentos para AINEs oculares: segurança na administração de medicamentos. Nanomed.Nanotechnol Biol Med 5: 394-401

Arora S, Rajwade JM, Paknikar KM (2012) Nanotoxicologia e estudos in vitro: The need of the hour. Toxicol Appl Pharmacol 258(2):151-165. doi:10.1016/j.taap.2011.11.010

Atkinson RM, Bedford C, Child KJ et al (1962) Effect of particle size on blood griseofulvin-levels in man. Natureza 193:588-589

Avdeef A (2007) Solubility of sparingly-soluble ionizable drugs. Adv Drug Deliv Rev 59:568-590

Badawy SI, Hussain MA (2007). Modulação do pH microambiental em formas de dosagem sólidas. J Pharm Sci 96:948-959

Blagden N, de Matas M, Gavan PT et al (2007) Crystal engineering of active pharmaceutical ingredients to improve solubility and dissolution rates. Adv Drug Deliv Rev 59(7):617-630. doi:10.1016/j.addr.2007.05.011

Blagden N, de Matas M, Gavan PT et al (2007) Crystal engineering of active pharmaceutical ingredients to improve solubility and dissolution rates (Engenharia de cristais de ingredientes farmacêuticos activos para melhorar a solubilidade e as taxas de dissolução). Adv Drug Del Rev 59:617-630

Blunk T, Hochstrasser DF, Sanchez JC et al (1993) Colloidal carriers for intravenous drug targeting: plasma protein adsorption patterns on surface-modified latex particles evaluated by two-dimensional polyacrylamide gel electrophoresis. Electrophoresis 14: 1382-1387

Bohm BHL (1999). Herstellung und Charakterisierung von Nanosuspensionen als neue Arzneiform fur Arzneistoffe mit geringer Bioverfugbarkeit. Tese de doutoramento, Freie Universitat Berlin, Alemanha

Brewster ME, Loftsson T (2007) Cyclodextrins as pharmaceutical solubilizers. Adv Drug Del Rev 59:645-666

Bucolo C, Maltese A, Puglisi G (2002) Aumento da atividade anti-inflamatória ocular do ibuprofeno transportado por uma suspensão de nanopartículas Eudragit RS100. Ophthalmic Res 34(5): 319-323

Butler JM, Dressman JB (2010) The developability classification system: application of biopharmaceutics concepts to formulation development. J Pharm Sci 99:4940-4954

Cerdeira AM, Mazzotti M, Gander B (2013) Formulação e secagem de nanosuspensões de miconazol e itraconazol. Int J Pharm 443(1-2):209-220. doi:10.1016/j.ijpharm.2012.11.044

Chaubal MV (2004) Application of formulation technologies in lead candidate selection and optimization. Drug Discov Today 9(14):603-609. doi:10.1016/S1359- 6446(04)03171-X

Chaubal MV, Popescu C (2008) Conversão de nanosuspensões em pós secos por secagem por pulverização: um estudo de caso. Pharm Res 25(10): 2302-2308. doi:10.1007/s11095-008- 9625-0

Chow DSL, Gupta P, Qi Y et al (2010). Formulações Parentéricas e Orais de Benzimidazóis. WO/2010/011289.

Chen Y, Zhang GG, Neilly J et al (2004) Aumento da biodisponibilidade do ABT-963 utilizando uma dispersão sólida contendo Pluronic F-68. Int J Pharm 286:69-80

Chiba Y, Kohri N, Iseki K et al (1991) Melhoria da dissolução e biodisponibilidade do mebendazol, um agente para a equinococose humana, através da preparação de uma dispersão sólida com polietilenoglicol. Chem Pharm Bull 39:21582160

Childs SL, Stahly GP, Park A (2007) The salt-cocrystal continuum: the influence of crystal structure on ionization state. Mol Pharm 4:323-338

Chingunpitak J, Puttipipatkhachorn S, Chavalitshewinkoon-Petmitr P et al (2008) Formação, estabilidade física e atividade antimalárica in vitro de nanosuspensões de diidroartemisinina obtidas pelo método de co-moagem. Drug Dev Ind Pharm 34(3):314-322. doi:10.1080/03639040701662388

Chiou WL, Riegelman S (1971) Pharmaceutical applications of solid dispersion systems (Aplicações farmacêuticas de sistemas de dispersão sólida). J Pharm Sci 60:1281-1302

Cho H-J, Yoon HY, Koo H et al (2011) Nanopartículas auto-montadas à base de ácido hialurónico-ceramida (HA-CE) e Pluronic® para a administração de docetaxel orientada para o tumor. Biomaterials 32(29):7181-7190. doi:10.1016/j.biomaterials.2011.06.028

Chong-Hui G, Grant DJW (2001) Estimating the relative stability of polymorphs and hydrates from heats of solution and solubility data. J Pharmacol Sci 909:1277-1287

Chen ML, Amidon GL, Benet LZ et al (2011) The BCS, BDDCS, and regulatory guidances. Investigação Farmacêutica 28:1774-1778

Crisp MT, Tucker CJ, Rogers TL et al (2007) Medição turbidimétrica e previsão das taxas de dissolução de nanocristais de medicamentos pouco solúveis. J. Control Release 117(3):351- 359. doi:10.1016/j.jconrel.2006.11.011

Curatolo W (1998) Physical chemical properties of oral drug candidates in the discovery and exploratory development settings. Pharm Sci Technol Today 1:387-393

Dahan A, Miller JM, Amidon GL (2009) Prediction of solubility and permeability class membership: provisional BCS classification of the world's top oral drugs. AAPS J 11:740-746

Dandagi P, Kerur S, Mastiholimath V et al (2009) Polymeric ocular nanosuspension for controlled release of acyclovir: in vitro release and ocular distribution. Iranian J Pharm Res 8: 79-86.

Dannenfelser RM, He H, Joshi Y et al (2004) Desenvolvimento de formas de dosagem clínica para um fármaco pouco solúvel em água I: Aplicação de um sistema de transporte de dispersão sólida de polietilenoglicol-polissorbato 80. J Pharm Sci 93:1165-1175

Deng J, Huang L, Liu F (2010) Compreender a estrutura e a estabilidade dos nanocristais de paclitaxel. Int J Pharm 390(2):242-249. doi:10.1016/j.ijpharm.2010.02.013

Derle D, Patel J, Yeole D et al (2010) Particle engineering techniques to enhance dissolution of poorly water soluble drugs (Técnicas de engenharia de partículas para melhorar a dissolução de medicamentos pouco solúveis em água). Int J Curr Pharm Res 2(1):10-15

Detloff T, Sobisch T, Lerche D (2007) Distribuição do tamanho das partículas por perfis de extinção dependentes do espaço ou do tempo obtidos por centrifugação analítica (sistemas concentrados). Powder Technol. 174(1-2):50-55. doi:10.1016/j.powtec.2006.10.021

Dolenc A, Kristl J, Baumgartner S et al (2009) Vantagens da formulação de nanosuspensão de celecoxib e transformação em comprimidos. Int J Pharm 376(1-2):204-212. doi:10.1016/j.ijpharm.2009.04.038

Douroumis D, Fahr A (2007) Stable carbamazepine colloidal systems using the cosolvent technique. Eur J Pharm Sci 30(5):367-374. doi:10.1016/j.ejps.2006.12.003

Fakes MG, Vakkalagadda BJ, Qian F et al (2009) Melhoria da biodisponibilidade oral de um inibidor da ligação ao VIH através de abordagens de formulação nano e amorfa. Int. J.Pharm. 370:167-174

Femia R (2005) Nanocristais de acetato de megestrol: Results of dose-escalating studies under fed and fasting conditions (Resultados de estudos de escalonamento da dose em condições de alimentação e jejum). 17th National HIV/AIDS Update Conference da amfAR. Califórnia, EUA

Figueroa CE, Bosc S (2013) Granulação por pulverização: Importância dos parâmetros do processo no comportamento in vitro e in vivo de nanosuspensões secas. Eur J Pharm Biopharm 85(3):1046-1055. doi:10.1016/j.ejpb.2013.07.015

Fu Q, Sun J, Ai X et al (2013) Nanocristais de nimodipina para melhorar a biodisponibilidade oral: Papel do transporte linfático mesentérico na absorção oral. Int J Pharm 448(1):290-297. doi:10.1016/j.ijpharm.2013.01.065

Fukushima K, Terasaka S, Haraya K (2007) Abordagem farmacêutica do inibidor da protease do VIH atazanavir para melhorar a biodisponibilidade com base num sistema de dispersão sólida. Biol Pharm Bull 30:733-738

Galia E, Nicolaides E, Horter D et al (1998) Evaluation of various dissolution media for predicting in vivo performance of class I and II drugs. Pharm Res 15(5):698-705. doi:10.1023/A:1011910801212

Ganta S, Paxton JW, Baguley BC et al (2009) Formulação e avaliação farmacocinética de uma suspensão nanocristalina de asulacrina para administração intravenosa. Int J Pharm 367: 179-186

Gao L, Zhang D, Chen M et al (2007a) Preparação e caraterização de uma nanosuspensão de oridonina para aumentar a solubilidade e a velocidade de dissolução. Drug Dev Ind Pharm 33(12):1332-1339. doi:10.1080/03639040701741810

Gao L, Zhang D, Chen M et al (2007b) Pharmacokinetic evaluation of a 1,3- dicyclohexylurea nanosuspension formulation to support early efficacy assessment. Nanoscale Res Lett 2:291-296

Gassmann P, List M, Schweitzer A et al (1994) Hydrosols-alternatives for the parenteral application of poorly water soluble drugs. Eur J Pharm Biopharm 40:64-72

George M, Ghosh I (2013) Identificar a correlação entre as propriedades do medicamento/estabilizador e os atributos críticos de qualidade (CQAs) da formulação de nanosuspensão preparada por tecnologia de moagem em meio húmido. Eur J Pharm Sci 48(1-2):142-152. doi:10.1016/j.ejps.2012.10.004

Ghosh S, Chiang PC, Wahlstrom JL et al (2008). A administração oral de nanosuspensão de 1,3-diciclohexilureia aumenta a exposição e reduz a pressão arterial em ratos hipertensos. Basic Clin Pharmacol Toxicol 102(5):453-458. doi:10.1111/j.1742-7843.2008.00213.x

Guo J-j, Yue P-F, Lv J-l et al (2013) Desenvolvimento e avaliação in vivo/in vitro de uma nova nanosuspensão de herpetriona. Int J Pharm 441(1-2):227-233. doi:10.1016/j.ijpharm.2012.11.039

Gupta U, Aqashe HB, Asthana A et al (2006) Dendrimers: Novel polymeric nanoarchitectures for solubility enhancement. Biomacromolecules 7(3):649-658. doi:10.1021/bm050802s

Gursoy RN, Benita S (2004) Self-emulsifying drug delivery systems (SEDDS) for improved oral delivery of lipophilic drugs. Biomedicine & Pharmacotherapy 58:173182.

Guzman HR, Tawa M, Zhang Z et al (2007) Utilização combinada de formas de sal cristalino e inibidores de precipitação para melhorar a absorção oral de celecoxib a partir de formulações orais sólidas. J Pharm Sci 96:2686-2702

Hanafy A, Spahn-Langguth H, Vergnault G et al (2007) Avaliação farmacocinética de nanosuspensões orais de fenofibrato e SLN em comparação com suspensões convencionais de fármaco micronizado. Adv Drug Del Rev 59:419-426

Hancock BC, Parks M (2000) Qual é a verdadeira vantagem da solubilidade dos produtos farmacêuticos amorfos? Pharm Res 17:397-404

Hancock BC, Zografi G (1997) Characteristics and significance of the amorphous state in pharmaceutical systems. J Pharm Sci 86(1):1-12. doi:10.1021/js9601896

He X, Pei L, Tong HH et al (2010) Comparação entre a liofilização por pulverização e o método de evaporação de solventes para preparar dispersões sólidas de baicaleína com pluronic F68 para melhorar a dissolução e a biodisponibilidade oral. AAPS Pharm-SciTech

Hecq J, Deleers M, Fanara D et al (2005) Preparação e caraterização de nanocristais para aumentar a solubilidade e a taxa de dissolução da nifedipina. Int J Pharm 299(1-2):167-177. doi:10.1016/j.ijpharm.2005.05.014

Hecq J, Deleers M, Fanara D et al (2006) Preparação e avaliação in vitro/in vivo de cristais nanométricos para aumentar a taxa de dissolução de ucb-35440-3, uma base fraca pouco solúvel em água altamente doseada. Eur J Phar Biopharm 64:360-368

Heimbach T, Fleisher D, Kaddoumi A (2007) Overcoming poor aqueous solubility of drugs for oral delivery. Em: Stella VJ, Borchardt RT, Hageman MJ, Oliyai R, Maag H,

Tilley JW (ed) Prodrugs, biotechnology: pharmaceutical aspects, Part II, Springer, New York, p 157-215

Henck J-O, Griesser UJ, Burger A (1997) Polymorphie von Arzneistoffen: Eine wirtschaftliche Herausforderung? Pharm Ind 59(2):165-169

Holsapple MP, Farland WH, Landry TD et al (2005) Research strategies for safety evaluation of nanomaterials, Part II: toxicological and safety evaluation of nanomaterials, current challenges and data needs. Toxicol. Sci. 88: 12-17

Horter D, Dressman JB (2001) Influence of physicochemical properties on dissolution of drugs in the gastrointestinal tract. Adv Drug Deliv Rev 46(1-3):75-87 doi:10.1016/S0169-409X(00)00130-7

Horter D, Dressman JB (2001) Influence of physicochemical properties on dissolution of drugs in the gastrointestinal tract. Adv Drug Deliv Rev 46(1-3):75-87

Hu JH, Johnston KP, Williams RO (2004) Pós de danazol de alta potência de dissolução rápida produzidos por congelação por pulverização em processo líquido. Int J Pharm 271:145-154

Huang LF, Tong WQ (2004) Impacto das propriedades do estado sólido na avaliação da capacidade de desenvolvimento de candidatos a medicamentos. Adv Drug Deliv Rev 56:321-334

Irizarry LD, Luu TH, McKoy JM et al (2009) Anafilaxia induzida por paclitaxel contendo Cremophor EL: um apelo à ação. Commun Oncol 6(3):132-134.

Jia L, Wong H, Cerna C et al (2002) Effect of nanonization on absorption of 301029: ex vivo and in vivo pharmacokinetic correlations determined by liquid chromatography/mass spectrometry. Pharm Res 19:1091-1096

Jia L, Wong H, Wang Y et al (2003) Carbendazim: disposição, permeabilidade celular, identificação de metabolitos e comparação farmacocinética com a sua nanopartícula. J Pharm Sci 92:161-172

Jinno J, Kamada N, Miyake et al (2006) Effect of particle size reduction on dissolution and oral absorption of a poorly water-soluble drug, cilostazol, in beagle dogs. J Control Release 111:56-64

Jinno J, Kamada N, Miyake M et al (2008) Correlação in vitro-in vivo para comprimidos moídos por via húmida de cilostazol pouco solúvel em água. J ControlRelease 130:29-37

Joshi HN, Tejwani RW, Davidovich M et al (2004) Aumento da biodisponibilidade de um fármaco pouco solúvel em água por dispersão sólida em mistura de polietilenoglicol-polissorbato 80. Int J Pharm 269:251-258.

Jounela AJ, Pentikainen PJ, Sothmann A (1975) Effect of particle size on the bioavailability of digoxin. Eur J Clin Pharmacol 8:365-370

Jung MS, Kim JS, Kim MS et al (2010) Biodisponibilidade dos cocristais de indometacina-sacarina. J Pharm Pharmacol 62:1560-1568

Junghanns JA, Muller RH (2008) Nanocrystal technology, drug delivery and clinical applications. Int J Nanomedicine 3(3):295-309. doi:10.2147/IJN.S595

Kabanov AV, Batrakova EV, Alakhov VY (2002) Pluronic® block copolymers as novel polymer therapeutics for drug and gene delivery. J Control Release 82(2-3):189-212. doi:10.1016/S0168-3659(02)00009-3

Kai T, Akiyama Y, Nomura S et al (1996) Melhoria da absorção oral de medicamentos pouco solúveis utilizando a técnica de dispersão sólida. Chem Pharm Bull 44:568-571

Kassem MA, Abdel Rahman AA, Ghorab MM et al (2007) Nanosuspensão como sistema de administração oftálmica de determinados medicamentos glucocorticóides. Int J Pharm. 340(1-2):126-133. doi:10.1016/j.ijpharm.2007.03.011

Kawabata Y, Wada K, Nakatani M et al (2011) Conceção de formulações para medicamentos pouco solúveis em água com base no sistema de classificação biofarmacêutica: Abordagens básicas e aplicações práticas. Int J Pharm 420(1):1-10. doi:10.1016/j.ijpharm.2011.08.032

Kawabata Y, Yamamoto K, Debari K et al (2010) Nova dispersão sólida cristalina de tranilast com elevada fotoestabilidade e biodisponibilidade oral melhorada. Eur J Pharm Sci 39:256-262

Kayser O (2001) Uma nova abordagem para a seleção do cryptosporidium parvum utilizando nanosuspensões mucoadesivas: Investigação e aplicações. Int J Pharm 214(1-2) :83-85. doi:10.1016/S0378-5173(00)00640-2

Keck CM (2010) Análise do tamanho das partículas de nanocristais: Método de análise melhorado. Int J Pharm 390(1):3-12. doi:10.1016/j.ijpharm.2009.08.042

Keck CM, Muller RH (2008) Análise do tamanho de partículas submicrónicas por difractometria laser - 90% das medições publicadas são falsas. Int J Pharm 355(1-2):150- 163. doi:10.1016/j.ijpharm.2007.12.004

Kennedy M, Hu J, Gao P et al (2008) Biodisponibilidade melhorada de um antagonista VR1 pouco solúvel utilizando uma abordagem de dispersão sólida amorfa: um estudo de caso. Mol Pharm 5:981-993

Khandavilli S, Panchagnula R (2007) Nanoemulsões como formulações versáteis para a administração de paclitaxel: Estudos de administração peroral e dérmica em ratos. J Invest Dermatol 127(1):154-162. doi:10.1038/sj.jid.5700485

Kislalioglu MS (1996) Cosmetic regulations of the United States, European Union, and Japan. Clin Res Regul Affairs 13: 211-229

Kodali V, Littke MH, Tilton SC et al (2013) Desregulação dos perfis de ativação de macrófagos por nanopartículas concebidas. ACS Nano 7(8):6997-7010. doi:10.1021/nn402145t

Kohli K, Chopra S, Dhar D et al (2010) Self-emulsifying drug delivery systems: an approach to enhance oral bioavailability. Drug Discov Today 15.958-965

Kohno S, Otsubo T, Tanaka E et al (1997) Amphotericin B encapsulated in polyethylene glycol-immunoliposomes for infectious diseases. Adv Drug Deliv Rev 24(2-3):325-329. doi:10.1016/S0169-409X(96)00474-7

Kohri N, Yamayoshi Y, Xin H et al (1999) Melhoria da biodisponibilidade oral do albendazol em coelhos através da técnica de dispersão sólida. J Pharm Pharmacol 51:159-164

Kondo N,   IwaoT,   Hirai K et al   (1994)   Melhoria da absorção oral de substâncias entéricas
coprecipitados de um fármaco pouco solúvel. J Pharm Sci 83:566-570

Kondo N,   IwaoT,   Hirai K et al   (1994)   Melhoria da absorção oral de substâncias entéricas
coprecipitados de um fármaco pouco solúvel. J Pharm Sci 83:566-570
Kranz H, Guthmann C, Wagner T et al (2005) Desenvolvimento de uma formulação unitária de libertação prolongada para ZK 811 752, um fármaco fracamente básico. Eur J Pharm Sci 26:47-53

Kreuter J, Alyautdin RN, Kharkevich DA et al (1995) Passage of peptides through the blood-brain barrier with colloidal polymer particles nanoparticles. Brain Res 6741:171174

Kreuter J, Petrov VE, Kharkevich DA et al (1997) Influência do tipo de tensioativo nos efeitos analgésicos induzidos pelo péptido dalargina após a sua administração através da barreira hemato-encefálica utilizando nanopartículas revestidas com tensioativo. J Control Rel 49: 81-87

Kubo Y, Terashima Y, Yagi N et al (2009) Biodisponibilidade melhorada do probucol após a administração de sistemas de dispersão sólida de probucol-polivinilpirrolidona em coelhos. Biol Pharm Bull 32:1880-1884

Kushida I, Ichikawa M, Asakawa N (2002) Melhoria da dissolução e absorção oral do ER-34122, um inibidor duplo da 5-lipoxigenase/ciclo-oxigenase pouco solúvel em água com atividade anti-inflamatória, através da preparação de uma dispersão sólida. J Pharm Sci 91:258-266
Lakshman JP, Cao Y, Kowalski J et al (2008) Aplicação da extrusão por fusão no desenvolvimento de uma dispersão sólida amorfa de alta energia, física e quimicamente estável, de um medicamento pouco solúvel em água. Mol Pharm 5:994-1002

Law D, Schmitt EA, Marsh KC et al (2004) Dispersões sólidas amorfas de Ritonavir-PEG 8000: avaliações in vitro e in vivo. J Pharm Sci 93:563-570

Lee J, Lee S-J, Choi J-Y et al (2005) Copolímeros de aminoácidos anfifílicos como estabilizadores para a preparação de dispersão de nanocristais. Eur J Pharm Sci 24(5):441-449. doi:10.1016/j.ejps.2004.12.010

Levin M (2002) Pharmaceutical Process Scale-up. Marcel Dekker, Nova Iorque

Li S, Wong S, Sethia S, et al (2005) Investigação da solubilidade e dissolução de uma base livre e de duas formas diferentes de sal em função do pH. Pharm Res 22:628-635

Li SF, Doyle P, Metz S et al (2005) Effect of chloride ion on dissolution of different salt forms of haloperidol, a model basic drug. J Pharm Sci 94:2224-2231

Li X, Gu L, Xu Y et al (2009) Preparação de nanosuspensão de fenofibrato e estudo do seu comportamento farmacocinético em ratos. Drug Dev Ind Pharm 35(7):827-833. doi:10.1080/03639040802623941

Lipinski CA (2000) Drug-like properties and the causes of poor solubility and poor permeability. J Pharmacol Toxicol Meth 44:235-249

Lipinski CA (2002) Poor aqueous solubility: O problema da indústria na descoberta de medicamentos. Am Pharmaceut Rev 5:82-85

Lipinski CA, Lombardo F, Dominy BW et al (2001) Experimental and computational approaches to estimate solubility and permeability in drug discovery and development settings. Adv Drug Del Rev 46:3-26

List M, Sucker H (1988) Pharmaceutical colloidal hydrosols for injection GB Patent 2200048, Sandoz LTD. CH, GB

Liu C, Wu J, Shi B et al (2006) Aumento da biodisponibilidade da ciclosporina a utilizando dispersão sólida contendo estearato de polioxietileno (40). Drug Dev Ind Pharm 32:115123

Liu H, Yang D, Yang H et al (2013) Estudo comparativo da toxicidade imunitária do trato respiratório induzida por três nanopartículas de esterilização: Prata, óxido de zinco e dióxido de titânio. J Hazard Mater 248-249:478-486. doi:10.1016/j.jhazmat.2013.01.046

Liversidge GG, Cundy KC (1995) Particle size reduction for improvement of oral bioavailability of hydrophobic drugs: I. Biodisponibilidade oral absoluta do danazol nanocristalino em cães beagle. Int J Pharm 125(1):91-97. doi:10.1016/0378-5173(95)00122-Y

Lobenberg, R, Amidon GL (2000) Biodisponibilidade moderna, bioequivalência e sistema de classificação biofarmacêutica. Novas abordagens científicas às normas regulamentares internacionais Eur J Pharm Biopharm 50:3 12.

Loftsson T, Brewster ME (1996) Pharmaceutical applications of cyclodextrins. 1. Solubilização e estabilização de fármacos. J Pharm Sci 85(10):1017-1025. doi:10.1021/js950534b

Luck M (1997) Plasmaproteinadsorption als ein moglicher Schlusselfaktor fur eine kontrollierte Arzneistoffappliktion mit partikularen Tragern. Tese de doutoramento, Freie Universitat Berlin

Marcato PD, Duran N (2008) New aspects of nanopharmaceutical delivery systems. J Nanosci Nanotechnol 8(5):1-14. doi:10.1166/jnn.2008.274

Mauludin R (2008) Nanosuspensões de fármacos pouco solúveis para administração oral. Tese de doutoramento, Freie Universitat Berlin, Alemanha

Mauludin R, Muller RH, Keck CM (2009) Desenvolvimento de uma formulação oral de nanocristais de rutina. Int J Pharm 370: 202-209
McKean DL, Pesce AJ (1985) Determinação de polissorbato no líquido de ascite de um bebé prematuro. J Anal Toxicol 9(4):174-176

McNamara DP, Childs SL, Giordano J et al (2006) Utilização de um cocristal de ácido glutárico para melhorar a biodisponibilidade oral de um API de baixa solubilidade. Pharm Res 23:1888-1897.

Merisko-Liversidge E, Liversidge GG, Cooper ER (2003) Nanosizing: a formulation approach for poorly-water-soluble compounds. Eur J Pharm Sci 18(2):113-120. doi:10.1016/S0928-0987(02)00251-8

Merisko-Liversidge EM, Liversidge GG (2008) Drug nanoparticles: formulating poorly water-soluble compounds. Toxicol Pathol 36(1):43-48. doi:10.1177/0192623307310946

Moschwitzer J (2010) Nanotecnologia: Tecnologias de redução do tamanho das partículas no processo de desenvolvimento farmacêutico. Am Pharm Rev 10:54-59

Moschwitzer J, Muller RH (2006) Spray coated pellets as carrier system for mucoadhesive drug nanocrystals. Eur J Pharm Biopharm 62(3):282-287. doi:10.1016/j.ejpb.2005.09.005

Moschwitzer JP (2005) Drug nanocrystals prepared by high pressure homogenization - the universal formulation approach for poorly soluble drugs, Ph.D, Universidade Livre de Berlim.

Mosharraf M, Nystrom C (1995) O efeito da dimensão e da forma das partículas na taxa de dissolução específica da superfície de medicamentos microscópicos praticamente insolúveis. Int J Pharm 122:3547

Mueller EA, Kovarik JM, van Bree JB et al (1994) Influência de uma refeição rica em gordura na farmacocinética de uma nova formulação oral de ciclosporina numa comparação cruzada com a formulação comercial. Pharm Res 11:151-155

Muller RH (2002) Nanopure technology for the production of drug nanocrystals and polymeric particles. 4º Encontro Mundial da Associação Italiana de Professores e Investigadores Académicos de Farmácia, Tecnologia Farmacêutica, Biofarmácia e Assuntos Regulamentares. Florença, Itália

Muller RH, Jacobs C, Kayser O (2001) Nanosuspensions as particulate drug formulations in therapy. Fundamentação para o desenvolvimento e o que podemos esperar para o futuro. Adv Drug Deliv Rev 47:3-19

Muller RH, Akkar A (2004) Drug nanocrystals of poorly soluble drugs. In: Nalwa HS (ed) Encyclopedia of nanoscience and nanotechnology, American Scientific Publishers, pp 627-638

Muller RH, Gohla S, Keck CM (2011) Estado da arte dos nanocristais - caraterísticas especiais, produção, aspectos nanotoxicológicos e entrega intracelular. Eur J Pharm Biopharm 78(1):1-9. doi:10.1016/j.ejpb.2011.01.007

Muller RH, Peters K (1998) Nanosuspensões para a formulação de fármacos pouco solúveis: I. preparação por uma técnica de redução de tamanho. Int J Pharm 160:229-237

Muller RH, Runge S, Ravelli V et al (2006) Biodisponibilidade oral da ciclosporina: Nanopartículas lipídicas sólidas (SLN®) versus nanocristais de fármaco. Int J Pharm 317(1):82-89. doi:10.1016/j.ijpharm.2006.02.045

Muller RH, Schuhmann R, Thode K (1996) TeilchengroBenmessung in der Laborpraxis. Wissenschaftliche Verlagsges, Alemanha.

Newa M, Bhandari KH, Kim JO et al (2008) Melhoria da solubilidade, dissolução e biodisponibilidade do ibuprofeno em sistemas de dispersão sólida. Chem Pharm Bull 56:569-574

Niwa T, Danjo K (2013) Conceção de nanosuspensão seca auto-dispersível através de moagem húmida e liofilização por pulverização para fármacos pouco solúveis em água. Eur J Pharm Sci 50(3-4):272-281. doi:10.1016/j.ejps.2013.07.011

Noyes AA, Whitney WR (1897) The rate of solution of solid substances in their own solutions. J Am Chem Soc 19(12):930-934. doi:10.1021/ja02086a003

Onoue S, Sato H, Ogawa K et al (2010) Melhoria da dissolução e do comportamento farmacocinético da ciclosporina A utilizando uma abordagem de dispersão sólida amorfa de alta energia. Int J Pharm 399:94-101

Onoue S, Uchida A, Takahashi H et al (2011) Desenvolvimento de dispersão sólida amorfa de alta energia de nobiletina nanosizada, uma flavona polimetoxilada de citrinos, com biodisponibilidade oral melhorada. J Pharm Sci 100:3793-3801

Pandey S (2010) Nanosuspensão de itraconazol destinada a uso oral: Desenvolvimento da formulação, caraterização e comparação in vitro com algumas formulações comercializadas. Der Pharm Lett 2(1):162-171.

Pawar VK, Singh Y, Meher JG et al (2014) Engineered Nanocrystal Technology: in- vivo fate, targeting and applications in drug delivery. J Control Release 183: 51-66

Peters K, Leitzke S, Diederichs JE et al (2000) Preparação de uma nanosuspensão de clofazimina para utilização intravenosa e avaliação da sua eficácia terapêutica na infeção murina por mycobacterium avium. J Antimicrob Chemother 45: 77-83

Petersen R (2006) Nanocristais para utilização em formulações cosméticas tópicas e método de produção dos mesmos. Patente US 60/8866233

Piao H, Kamiya N, Hirata A et al (2008) A novel solid-in-oil nanosuspension for transdermal delivery of diclofenac sodium. Investigação Farmacêutica 25: 896-901

Pongpeerapat A, Wanawongthai C, Tozuka Y et al (2008) Mecanismo de formação de nanopartículas coloidais obtidas a partir de uma mistura ternária de probucol/PVP/SDS. Int J Pharm 352(1-2):309-316. doi:10.1016/j.ijpharm.2007.10.052

Pu X, Sun J, Wang Y et al (2009) Desenvolvimento de nanosuspensões quimicamente estáveis de 10-hidroxicamptotecina. Int J Pharm 2009;379(1):167-173. doi:10.1016/j.ijpharm.2009.05.062

Pudipeddi M, Serajuddin ATM (2005) Trends in solubility of polymorphs (Tendências na solubilidade de polimorfos). J Pharm Sci 94:929-939

Rabinow B, Kipp J, Papadopoulos P et al (2007) Itraconazole IV nanosuspension enhances efficacy through altered pharmacokinetics in the rat. Int J Pharm 339(1- 2):251-260. doi:10.1016/j.ijpharm.2007.02.030

Rajewski RA, Stella VJ (1996) Pharmaceutical applications of cyclodextrins. 2. Administração de medicamentos in vivo. J Pharm Sci 85(11):1142-69

Rasenack N, Hartenhauer H, Muller BW (2003) Microcristais para aumentar a taxa de dissolução de medicamentos pouco solúveis em água. Int J Pharm 254(2):137-145. doi:10.1016/S0378-5173(03)00005-X

Ravichandran R (2010) Estudos farmacocinéticos in vivo de formulações orais nanoparticuladas de albendazol para melhorar a biodisponibilidade. Int J Green Nanotechnol: Biomed 2(1):B46-B53. doi:10.1080/1943085x.2010.488200

Rejman J, Oberle V, Zuhorn IS et al (2004) Size-dependent internalization of particles via the pathways of clathrin- and caveolae-mediated endocytosis. Biochem J 377(1):159-169.

doi:10.1042/BJ20031253

Riehemann K, Schneider SW, Luger TA et al (2009) Nanomedicine--challenge and perspectives. Angew Chem Int Ed Engl 48(5):872-897. doi:10.1002/anie.200802585

Rodriguez-Spong B, Price CP, Jayasankar A et al (2004) General principles of pharmaceutical solid polymorphism: a supramolecular perspective. Adv Drug Deliv Rev 56:241-274

Roger F, Lagarce E, Garcion E et al (2010) Parâmetros biofarmacêuticos a considerar para alterar o destino dos nanocarreadores após a administração oral. Nanomedicine (Lond) 5(2):287- 306. doi:10.2217/nnm.09.110

Rogers TL, Johnston KP, Williams RO III (2001) Solution-based particle formation of pharmaceutical powders by supercritical or compressed fluid CO2 and cryogenic sprayfreezing technologies. Drug Dev Ind Pharm 27(10):1003-1015. doi:10.1081/DDC- 100108363

Rowe RC, Sheskey PJ, Owen SC (2006) Handbook of pharmaceutical excipients. Pharmaceutical press, Londres

Saindane NS, Pagar KP, Vavia PR (2013) Nanosuspensão baseada em spray nasal gelificante in situ de carvedilol: Desenvolvimento, caraterização in vitro e in vivo. AAPS PharmSciTech 14(1):189-199.

Salazar J, Muller RH, Moschwitzer JP (2013) Aplicação da tecnologia combinada de redução do tamanho das partículas H 42 para produzir comprimidos de glibenclamida de dissolução rápida. Eur J Pharm Sci 49(4):565-577. doi:10.1016/j.ejps.2013.04.003

Savjani KT, Gajjar AK, Savjani JK. (2012) Solubilidade dos medicamentos: importância e técnicas de melhoramento. ISRN Pharm:1-10. doi:10.5402/2012/195727

Scholer N, Krause K, Kayser O et al (2001) As nanosuspensões de atovaquona apresentam um excelente efeito terapêutico num novo modelo murino de toxoplasmose reactivada. Antimicrob Agents Chemother 45(6):1771-1779. doi:10.1128/AAC.45.6.1771- 1779.2001

Scholz A, Abrahamsson B, Diebold SM et al (2002) Influence of hydrodynamics and particle size on the absorption of felodipine in labradors. Pharm Res 19:42-46

Schultheiss N e Newman A (2009) Cocristais farmacêuticos e suas propriedades físico-químicas. Cryst Growth Des 9:2950-2967

Serajuddin AT (2007) Formação de sais para melhorar a solubilidade dos medicamentos. Adv Drug Deliv Rev 59(7):603-616. doi:10.1016/j.addr.2007.05.010

Serajuddin ATM (2007) Formação de sais para melhorar a solubilidade dos medicamentos. Adv Drug Deliv Rev 59:603-616

Shackleford DM, Faassen WA, Houwing N et al (2003) Contribuição do undecanoato de testosterona transportado por via linfática para a exposição sistémica da testosterona após administração oral

administração de duas formulações de andriol em cães conscientes com canais linfáticos. J Pharmacol Exp Ther 3063:925-933

Shegokar R, Singh KK (2009) Antiretroviral Nanosuspensions for Latent HIV Reservoir Targeting. 36ª Reunião Anual e Exposição da Sociedade de Libertação Controlada, Copenhaga, Dinamarca. Resumo n.º 588.

Shegokar R., Singh KK, Muller RH (2009) Targeting to Latent HIV reservoirs: production optimization and evaluation of nevirapine nanosuspensions, 69th International Congress of FIP. Istambul, Turquia. Resumo n.º 451.

Shegokar R (2010) Desenvolvimento e avaliação de novos sistemas de administração de medicamentos para um fármaco anti-VIH. Tese de doutoramento, S.N.D.T. Women's University, Mumbai, Índia

Shegokar R, Muller RH (2010) Nanocristais: tecnologia de formulação multifuncional industrialmente viável para activos pouco solúveis. Int J Pharm 399:129-139

Shegokar R., Al Shaal L, Muller RH (2010) Nanocristais de anestésico local como formulação de libertação prolongada. Primeira Reunião Anual Combinada da Federação Farmacêutica Internacional, PSWC e AAPS Nova Orleães, Louisiana, EUA, Resumo n.º 2203

Shegokar R, Jansch M, Singh KK et al (2011) Estudos de adsorção de proteínas in vitro em nanosuspensões de nevirapina para quimioterapia do VIH. Nanomed Nanotechnol Biol Med 7: 333-340

Shelley WB, Talanin N, Shelley ED (1995) Hipersensibilidade ao polissorbato 80. Lancet 345(8960):1312-1313. doi:10.1016/S0140-6736(95)90963-X

Sievens-Fiqueroa L, Bhakay A et al (2012) Preparação e caraterização de filmes de hidroxipropilmetilcelulose contendo nanopartículas de fármacos BCS Classe II estáveis para aplicações farmacêuticas. Int J Pharm 423(2):496-508. doi:10.1016/j.ijpharm.2011.12.001

Sinha S, Ali M, Baboota S et al (2010) Solid dispersion as an approach for bioavailability enhancement of poorly water-soluble drug ritonavir. AAPS PharmSciTech 11:518-527

Srivalli KMR, Mishra B (2014) Drug nanocrystals: A way towards scale-up. Saudi Pharm J . doi:10.1016/j.jsps.2014.04.007

Stephenson GA, Aburub A, Woods TA (2011) Estabilidade física de sais de bases fracas no estado sólido. J Pharm Sci 100:1607-1617

Streubel A, Siepmann J, Dashevsky A et al (2000) Libertação independente do pH de um fármaco fracamente básico a partir de comprimidos de matriz insolúvel e solúvel em água. J Control Release 67:101110

Strickley RG (2004) Solubilizing excipients in oral and injectable formulations (Excipientes solubilizantes em formulações orais e injectáveis). Pharm Res 21(2):201-230. doi:10.1023/B:PHAM.0000016235.32639.23

Sun J, Wang F, Sui Y et al (2012) Efeito do tamanho das partículas na solubilidade, taxa de dissolução e biodisponibilidade oral: avaliação utilizando a coenzima Q10 como nanocristais nus. Int J Nanomedicine 7:5733-5744. doi:10.2147/IJN.S34365

Takagi T, Ramachandran C, Bermejo M et al (2006) A provisional biopharmaceutical classification of the top 200 oral drug products in the United States, Great Britain, Spain, and Japan. Mol Pharm 3:631-643

Tang X-J, Fu Y-H, Meng Q-H et al (2013) Avaliação de nanosuspensões plurónicas que carregam um novo fármaco anticancerígeno insolúvel in vitro e in vivo. Int J Pharm 456(1):243-250. doi:10.1016/j.ijpharm.2013.07.058

Tatavarti AS, Hoag SW (2006) Microenvironmental pH modulation based release enhancement of a weakly basic drug from hydrophilic matrices. J Pharm Sci 95:14591468

Van Eerdenbrugh, Van den Mooter G, Augustijns P (2008) Produção top-down de nanocristais de fármacos: Estabilização da nanosuspensão, miniaturização e transformação em produtos sólidos. Int J Pharm 364 (1):64-75. doi:10.1016/j.ijpharm.2008.07.023

VanEerdenbrugh B, Van Speybroeck M, Mols R et al (2009) Dispersões sólidas de Itraconazol/TPGS/Aerosil200: caraterização, estabilidade física e desempenho in vivo. Eur J Pharm Sci 38:270-278

Vaughn JM, McConville JT, Crisp MT et al (2006) A supersaturação produz uma elevada biodisponibilidade de partículas amorfas de danazol formadas por precipitação evaporativa em ião soluto aquoso e congelação por pulverização em tecnologias líquidas. Drug Dev Ind Pharm 32:559-567

Verma S, Lan Y, Gokhale R et al (2009) Quality by design approach to understand the process of nanosuspension preparation. Int J Pharm 377(1-2):185-198. doi:10.1016/j.ijpharm.2009.05.006

Vyas A, Saraf S, Saraf S (2008) Cyclodextrin based novel drug delivery systems. J. Incl. Phenom Macrocycl Chem 62(1-2):23-42. doi:10.1007/s10847-008-9456-y

Williams HD, Trevaskis NL, Charman SA et al (2013) Strategies to address low drug solubility in discovery and development. Pharmacol Rev 65(1):315-499. doi:10.1124/pr.112.005660

Wolf GL, Shore MT, Bessin G et al (1999) Lymph node extraction of radiopaque nanoparticulates in the rabbit as measured in vivo with CT. Acad Radiol 6: 55-60

Wu CY, Benet LZ (2005) Predicting drug disposition via application of BCS: transport/absorption/elimination interplay and development of a Biopharmaceutics drug disposition classification system. Pharm Res 22:11-23
Xia D, Quan P, Piao H et al (2010) Preparação de nanosuspensões estáveis de nitrendipina utilizando o método de precipitação-ultrassónica para melhorar a dissolução e a biodisponibilidade oral. Eur J Pharm Sci 40(4):325-334. doi:10.1016/j.ejps.2010.04.006

Xiong R, Lu W, Li J et al (2008) Preparação e caraterização da nanosuspensão de nimodipina injetável por via intravenosa. Int J Pharm 350(1-2):338-343. doi:10.1016/j.ijpharm.2007.08.036

Xiong R, Lu W, Yue P et al (2008) Distribuição de uma nanosuspensão de nimodipina injetável intravenosa em ratos. J Pharm Pharmacol 60: 1155-1159

Yamashita K, Nakate T, Okimoto K et al (2003) Estabelecimento de um novo método de preparação para a formulação de tacrolimus em dispersão sólida. Int J Pharm 267:79-91

Yu LX, Amidon GL, Polli JE et al. (2002) Biopharmaceutics classification system: the scientific basis for biowaiver extensions. Pharm Res 19:921-925

Zerrouk N, ChemtobC, Arnaud P et al (2001) Avaliação in vitro e in vivo de dispersões sólidas de carbamazepina-PEG 6000. Int J Pharm 225:49-62

Zhang GGZ, Law D, Schmitt EA et al (2004) Considerações sobre a transformação de fases durante o desenvolvimento de processos e o fabrico de formas de dosagem oral sólidas. Adv Drug Deliv Rev

56:371-390

Zhang H, Hollis CP, Zhang Q et al (2011) Preparação e estudo antitumoral de nanocristais de camptotecina. Int J Pharm 415(1-2):293-300. doi:10.1016/j.ijpharm.2011.05.075

Zheng X, Yang R, Zhang Y et al (2007) Parte II: biodisponibilidade em cães beagle de dispersões sólidas de nimodipina preparadas por extrusão a quente. Drug Dev Ind Pharm 33:783-789

Zuo B, Sun Y, Li H et al (2013) Preparação e avaliação in vitro/in vivo de nanocristais de fenofibrato. Int J Pharm 455(1-2):267-275.
doi:10.1016/j.ijpharm.2013.07.021

US-FDA.http://www.fda.gov/Food/Food Ingredients Packaging/Generally Recognized as Safe GRAS/default.htm.

Weblink1,http://www.europarl.europa.eu/sides/getDoc.do?type=IMPRESS&reference=
20090323IPR52331&language=EN.

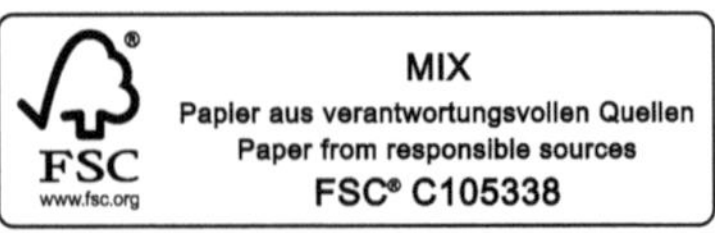

Printed by Books on Demand GmbH, Norderstedt / Germany